AF499720

CONTRIBUTION A L'ÉTUDE

DU

TRAITEMENT DE LA FIÈVRE TYPHOIDE

PAR

René DAUVERGNE
Docteur en médecine de la Faculté de Paris,
Ancien externe des hôpitaux,
Médaille de bronze de l'Assistance publique.

PARIS
TYPOGRAPHIE A. DAVY
52, RUE MADAME, 52

1891

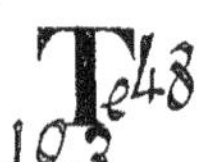

CONTRIBUTION A L'ÉTUDE

DU

TRAITEMENT DE LA FIÈVRE TYPHOIDE

PAR

René DAUVERGNE
Docteur en médecine de la Faculté de Paris,
Ancien externe des hôpitaux,
Médaille de bronze de l'Assistance publique.

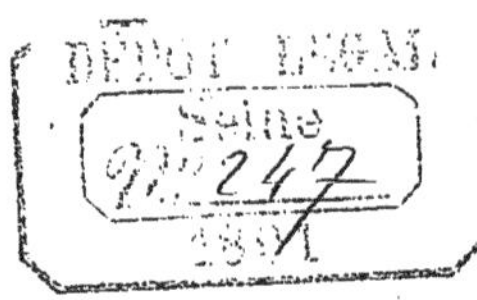

PARIS
TYPOGRAPHIE A. DAVY
52, RUE MADAME, 52

1891

A NOS MAITRES DANS LES HOPITAUX

A NOTRE ÉMINENT ET BIEN CHER MAITRE

M. LE Dr LANCEREAUX

Membre de l'Académie de médecine,
Professeur agrégé à la Faculté de médecine,
Médecin des hôpitaux,
Chevalier de la Légion d'honneur.

A NOTRE PRÉSIDENT DE THÈSE

M. LE PROFESSEUR B. BALL

Membre de l'Académie,
Médecin des hôpitaux,
Chevalier de la Légion d'honneur.

CONTRIBUTION A L'ÉTUDE DU TRAITEMENT

DE LA

FIÈVRE TYPHOÏDE

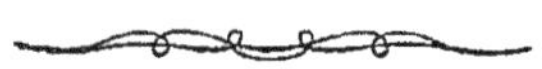

INTRODUCTION

Il est peu de maladies qui aient fait naître plus de méthodes thérapeutiques que la fièvre typhoïde; sans remonter bien loin, il est facile de se convaincre qu'on en a successivement expérimenté un grand nombre, et, à l'heure actuelle, l'entente n'est pas faite sur la valeur respective de ces différents modes de traitement.

Pendant le temps que nous avons passé dans le service de notre éminent maître le docteur Lancereaux, tant à l'hôpital de la Pitié qu'à l'hôpital de Levallois-Perret, nous avons eu l'occasion d'observer un certain nombre de cas de fièvre typhoïde.

Notre maître a pensé que la publication des résultats obtenus pourrait présenter un certain intérêt, surtout au moment où une enquête est ouverte sur la valeur et les résultats des différents traitements mis en pratique dans les services hospitaliers de Paris. De ces différents traitements il n'en reste plus guère que deux en présence ; le traitement des bains froids systématiques et le traitement symptomatique. Tout le débat peut donc se résumer en une question de statistique : La méthode de traitement systématique par les bains froids, compte-t-elle plus de succès que la méthode symptomatique ?

Nous n'avons pas l'autorité nécessaire pour juger d'une façon catégorique quelle est la valeur respective des deux méthodes. C'est là une question complexe et où il faut tenir compte d'un grand nombre de données ; notre prétention en entreprenant ce travail, se borne simplement à apporter des documents pouvant servir à la solution du problème.

Néanmoins il est une objection que l'on serait autorisé à faire à la méthode par les bains froids. Cette méthode, en effet, comporte une règle érigée en principe absolu par ceux qui la préconisent et qui veut que l'on administre les bains froids dès le début du mal. Or les malades qui entrent dans les hôpitaux, atteints de fièvre typhoïde, n'y entrent pas au début de leur maladie. Dans la grande majorité, nous pourrions même dire dans la presque totalité des cas, c'est au quatrième, au cinquième, au huitième, au douzième jour, voire même à une époque plus avancée encore que les typhiques entrent dans les services hospitaliers et, puisque la méthode de Brand est si rigoureuse dans ses principes, il semble qu'il y ait là une difficulté matérielle à l'appliquer rigoureusement.

Nous ferons donc de la publication des résultats obtenus par la thérapeutique de notre maître le sujet de notre thèse inaugurale, notre but consistant surtout à démontrer qu'il n'y a, pas encore, pour la fièvre typhoïde, de traitement unique dont la valeur semble expérimentalement démontrée.

Au moment de terminer nos études médicales, il est pour nous un devoir que la reconnaissance nous rend facile, celui de remercier avant tout le Dr Lancereaux, pour la sympathique bienveillance qu'il nous a constamment témoignée, pour les enseignements qu'il nous a donnés. Nous n'oublierons jamais tout ce que nous lui devons, car le peu que nous savons, nous l'avons appris à ses côtés.

Que M. le professeur Ball, dont nous avons également été l'élève, nous permette de lui témoigner l'expression de notre gratitude pour l'honneur qu'il nous fait en acceptant la présidence de notre thèse.

HISTORIQUE

Les limites de ce travail ne nous permettent pas de passer une revue complète et détaillée de toutes les formules thérapeutiques, de toutes les méthodes de traitement auxquelles la fièvre typhoïde a donné naissance. Cet historique ne présenterait du reste qu'un intérêt purement rétrospectif car il n'y a plus guère en présence que deux partis : le parti de ceux qui appliquent systématiquement la méthode des bains froids en suivant à la lettre les préceptes de Brand et le parti de ceux qui mettent en pratique la méthode désignée sous les différents noms de « méthode expectante » d' « expectation armée » de « méthode des indications ».

Nous nous bornerons simplement à signaler les différents agents thérapeutiques employés dans ces dernières années avec les résultats fournis par leur emploi,

En 1881, dans une communication faite à la Société médicale des hôpitaux, le Dr Hallopeau (1) recommande le traitement de la fièvre typhoïde par le calomel, le salycilate de soude et le sulfate de quinine. Le salycilate de soude devra être employé seulement à la dose de 2 gr. par jour, pendant peu de jours pour éviter l'accumulation dans l'organisme ; ne sera pas prescrit dans les formes thoraciques, ataxiques et hémorrhagiques. Voici, dit l'auteur de la communication, comment nous procédons : « Le jour de l'entrée, nos malades prennent 1 gr. à 1 gr. 50 de

(1) Hallopeau. — Union. méd. Paris, 81, et Bull. et Mém. Soc. médic. hôp. Paris, 81.

« calomel, les jours suivants, nous leur donnons soit le « salicylate de soude, à la dose de 2 grammes seulement, « soit le sulfate de quinine à la dose de 1 gramme ou « de 1 gr. 50; puis nous continuons alternativement ces « deux médicaments en ayant soin de ne pas laisser les « malades soumis pendant plus de trois jours consé- « cutifs à l'action du salicylate de soude. Nous prescri- « vons simultanément des lotions froides renouvelées « de trois à cinq fois par jour, des applications froides « sur le ventre et des lavements froids; dans les formes « ataxiques, nous avons recours à la digitale en même « temps qu'aux bains froids ; les congestions viscérales « sont combattues en outre par l'application réitérée de « ventouses sèches ».

En terminant, le Dr Hallopeau ajoute qu'on ne saurait surveiller avec trop de soin les effets du salicylate de soude pour en suspendre immédiatement l'emploi au premier indice de complications.

Sur vingt malades soumis à cette médication il y eut trois décès. L'un des malades mourut de perforation intestinale; un autre de pneumonie alors qu'il n'était plus soumis au salicylate de soude ; le troisième est mort pendant sa convalescence au moment de quitter l'hôpital. — Quoi qu'il en soit, le taux de la mortalité est donc de 15 0/0.

Le seigle ergoté a été employé comme agent abortif de la fièvre typhoïde en 1870 par Billiard (1). De la thèse du Dr Grillière (2) nous extrayons les conclusions suivantes sur l'emploi de ce médicament d'après des observations recueillies dans le service de M. Beaumetz.

(1) Billiard. — Trait. abortif de la fièvre typhoïde par l'emploi du seigle ergoté. — Bull. Acad. méd. Paris, 1870.

(2) Grillière. — Thèse de Paris, novembre 84.

« Sans être un remède héroïque, l'ergot de seigle est « un médicament très utile dans le traitement de la « fièvre typhoïde ; ses effets sont analogues à ceux du « sulfate de quinine et des bains froids.

« Il agit surtout dans les formes congestives, pulmo- « naires et abdominales, grâce à son influence sur les « stases sanguines et la diarrhée.

« Les formes ataxiques et cérébro-spinales sont rare- « ment modifiées par ce médicament.

« La dose d'ergot doit varier beaucoup suivant les « sujets.

« Chez quelques-uns, il faut en donner 3 ou 4 grammes « par jour pour obtenir un effet thérapeutique ; chez « d'autres une quantité beaucoup moins grande peut « occasionner des troubles circulatoires.

« Les vomissements que provoquent quelquefois les « premières doses d'ergot, ne sont à craindre d'ordinaire « que pendant les deux ou trois premiers jours ; s'ils « persistent, on peut remplacer le seigle ergoté par des « injections d'ergotinine.

« Il faut le cesser dès que les mains et les pieds de- « viennent froids et bleus, à plus forte raison si les « battements des artères radiales et pédieuses sont « devenus insensibles et ne le reprendre qu'avec la plus « grande prudence. »

L'acide phénique qui a joui à un moment d'une grande faveur, surtout auprès des médecins des hôpitaux militaires, n'est plus guère usité à l'heure actuelle. D'une discussion (1) dont cet agent thérapeutique a été l'objet devant la Société médicale des hôpitaux, il ressort que l'emploi de cette médication n'est pas sans dangers.

(1) Bull. et Mém. Soc. méd. Paris.

M. Desplats (1) dont le travail avait été le sujet de cette discussion, résume en ces termes les avantages de la médication :

« Les propriétés antipyrétiques de l'acide phénique « peuvent être utilisées pour le traitement des fièvres « typhoïdes, moyennes et graves. L'expérience montre « qu'avec cette médication tous les symptômes s'amen- « dent et que le chiffre de la mortalité est abaissé.

« Les accidents qui ont été mis sur le compte de « l'acide phénique sont dus pour la plupart à la maladie.

« Quant aux autres, il est facile de les éviter en se « conformant aux règles que j'ai tracées. »

Le professeur G. Sée (2), de son côté, signale les inconvénients et accidents que détermine l'administration de l'acide phénique, il s'exprime ainsi :

« Lorsque l'abaissement thermique se prononce, il « survient, outre les sueurs profuses, de la faiblesse du « pouls ; souvent la respiration devient fréquente, super- « ficielle, la face et les extrémités se cyanosent et un « collapsus dangereux, souvent mortel, vient mettre fin « à la réfrigération à 36° et à 35°5 qu'on n'obtient qu'au « prix de graves complications broncho-pulmonaires. »

Nous ne ferons que mentionner l'emploi du tartre stibié (3) du chlorate de potasse préconisé par Bellentani (4) en 1857, de l'alcool, à l'action hypothermique duquel le Dr Dumouly (5) a consacré sa thèse inaugurale

(1) Desplats (H.). Trait. de la fièvre typhoïde par l'acide phénique. *Journ. des Sc. méd. de Lille*, 81.

(2) G. Sée. Bull. Acad. méd. Paris, 16 janvier 1883.

(3) Broussais. (C. A. M.). Lettre à M. le baron Michel sur l'emploi du tartre stibié à hautes doses dans les fièvres pernicieuses et l'affection typhoïde. Octobre. Paris, 1842.

(4) Bellentani (A.). Trait. de la fièvre typhoïde par le chlorate de potasse. *Gaz. des Hôp.* Paris 1857.

(5) Dumouly. Thèse Paris 1880.

et dans laquelle, après avoir exmainé successivement le rôle physiologique et thérapeutique de cet agent, il conclut en ces termes : « Il faut admettre, en un mot, que l'alcool peut avoir une action sur la fièvre, mais cette action doit être cherchée de tout autre côté que dans le rôle antipyrétique qu'on lui a accordé. »

Nous mentionnerons pour mémoire l'huile de foie de morue employée en frictions sur l'abdomen (1), le nitrate d'argent recommandé par Boudin (2), l'eucalyptus globulus employé par Bell (3) en Angleterre et dont Luton de Reims a voulu faire un médicament spécifique (4), le sulfate de cuivre (5), pour arriver à l'examen des méthodes plus complexes, il est vrai, mais dont l'emploi est réglé sur les indications que présente la maladie.

Dans sa thèse, le Dr Rousseau (6), après avoir passé en revue les différents médicaments antipyrétiques employés dans le traitement de la fièvre typhoïde, arrive à ces conclusions : « Si la fièvre est modérée, il n'est pas nécessaire d'intervenir ; les moyens hygiéniques et diététiques suffisent ; on peut cependant soulagerle malade par quelques agents peu énergiques, lotions

(1) Barth. Huile de foie de morue employée en frictions sur l'abdomen dans le traitement de la fièvre typhoïde. *Gaz. méd.* Strasbourg, 1861.

(2) Boudin. De l'emploi du nitrate d'argent dans le traitement de la fièvre typhoïde. *Gaz. méd.*, Paris, 1836.

(3) Bell (B.). Eucalypsus globulus, its use in typhoid fever. Edimbourg, M. J., 1881.

(4) Luton (A.). Eucalyptus globulus, médicament spécifique contre la fièvre typhoïde. *Bull. Soc. méd.* Reims, 1876. — La fièvre typhoïde et l'eucalyptus globulus. *Mouv. méd.* Paris, 1875.

(5) Burq (V.). Du traitement de la fièvre typhoïde par le sulfate de cuivre. *Gaz. des Hôp.* Paris, 1886.

(6) Rousseau. *Thèse de Paris.* Mars 1883.

« froides, lavements froids, par exemple. Si la fièvre « est intense et continue, le sulfate de quinine, l'acide « salicylique et, dans certains cas, la digitale seront « indiqués. Si la fièvre résiste à ces moyens, ou si l'hy- « perthermie est considérable et inspire à elle seule des « inquiétudes, on pourra mettre le malade dans un bain « froid, ou mieux encore dans un bain tiède qu'on re- « froidira ensuite.

« Les phénomènes ataxiques seront combattus par les « affusions froides et les bains froids, ces derniers, si « l'ataxie accompagne une température élevée.

« Si la fièvre est accompagnée d'un état adynamique, « si celui-ci est prononcé, l'alcool par son action anti- « pyrétique et stimulante, est indiqué.

C'est en somme une méthode éclectique et qui se rapproche beaucoup de la méthode dite des indications.

Le professeur Bouchard (1), dans ses Leçons sur les auto-intoxications, résume ainsi les règles du traitement de la fièvre typhoïde tel qu'il le pratique. Elles comprennent quatre points principaux : l'antisepsie générale, l'antisepsie intestinale, l'antithermie, l'alimentation.

Pour l'antisepsie générale : 1° un purgatif renouvelé méthodiquement tous les trois jours (15 gr. de sulfate de magnésie.)

2° 40 centigrammes de calomel par jour en 20 prises de 2 centigrammes (une prise par heure) administrés pendant quatre jours consécutifs.

Pour l'antisepsie intestinale : administration toutes les deux heures, dans le tiers d'un verre d'eau, d'une cuillerée d'un mélange formé de :

(1) Bouchard. Leçons sur les auto-intoxications. In-8. Paris.

Poudre de charbon végétal. . 100 grammes.
Iodoforme. . . . . 1 —
Naphtaline. . . . . 5 —

que l'on mêle à 200 grammes de glycérine et à 50 gr. de de peptone.

De plus, le gros intestin sera lavé matin et soir à l'aide d'un lavement phéniqué à 1 pour 1000.

Comme moyens antithermiques :

1° Huit bains par jour donnés dès le premier jour.

Ces bains ont une température initiale inférieure de 2 degrés à la température centrale du malade.

L'eau est refroidie insensiblement d'un dixième de degré par minute, jusqu'à 30 degrés, jamais au-dessous.

2° M. Bouchard emploie la quinine, mais l'indication de cet emploi n'est fournie que par une température rectale de 40° le matin, de 41° le soir.

Pendant les deux premiers septenaires, les doses sont de 2 grammes; de 1 gr. 50 pendant le troisième de 1 gramme pendant le quatrième et le cinquième.

Ces doses sont administrées de demi-heure en demi-heure, 0,50 centigrammes chaque fois. — L'emploi de la quinine ne doit pas être continué, aussi M. Bouchard conseille de laisser 72 heures d'intervalle entre chaque dose.

Sur une série de 129 malades, cette méthode a donné une mortalité de 7 pour 100, qui s'est élevée par la suite à 11,7 pour 100, le nombre des malades s'élevant à 266.

— Dans la séance du 11 janvier 1889, à la suite de discussions répétées sur la valeur du bain froid dans le le traitement de la fièvre typhoïde, la Société médicale des hôpitaux de Paris nommait, sur la proposition d'un de ses membres, le Dr Merklen, une commission chargée d'étudier et de comparer la méthode des bains aux autres modes de traitement. Cette commission était composée de MM. Féréol, Gérin-Roze, Rendu, Troisier, Merklen, Moizard et Juhel-Rénoy.

Nous trouvons dans le *Journal de médecine et de chirurgie pratiques* (1) le résultat de l'enquête sous forme d'un résumé emprunté au *Bulletin Médical* et publié d'après un rapport du Dr Merklen.

De 1866 à 1888 le taux mortuaire moyen de la fièvre typhoïde, de 17 à 19 0/0 indiqué par Murchison et le professeur Jaccoud, s'est sensiblement abaissé depuis 1882.

De 1866 à 1881 la mortalité dans les hôpitaux de Paris était de 21,5 0/0, supérieure à cette moyenne.

De 1882 à 1888 elle a été seulement de 14,1 0/0.

La Commission a reçu de différents chefs de service 21 statistiques comprenant 916 cas avec 114 décès, ce qui donne une mortalité de 12,44 0/0.

Deux méthodes sont actuellement en usage : l'une consistant dans l'emploi de médicaments variés, l'autre dans l'emploi de la méthode de Brand. Après l'élimination des cas observés dans les hôpitaux militaires et les hôpitaux d'enfants où la mortalité est normalement moins élevée que dans les hôpitaux civils d'adultes, ces deux méthodes donnent les résultats suivants pour les deux années 1888-1889. :

Traitement symptomatique : mortalité 14,13 0/0 pour un total de 863 cas.

Traitement systématique par les bains froids : mortalité 9,72 00 p our un total de 282 cas.

La statistique que nous publions dans ce travail et

(1) *Journal de médecine et de chirurgie pratiques*. T. LXI. Août 1890. 8e cahier, pages 376, 377, 378, 379.

qui est le résultat de la méthode thérapeutique mise en œuvre par notre maître à l'hôpital de la Pitié, comprend le laps de temps qui va du 1er décembre 1883 au 1er novembre 1890, soit une période de sept années. Dans cet intervalle, 300 malades atteints de fièvre typhoïde sont entrés dans le service, sur ce nombre il y a eu 35 décès, donnant une mortalité de 11,6 0/0.

D'autre part du 1er janvier 1886 au 5 novembre 1890, il est entré à l'hôpital de Levallois-Perret, 165 typhiques donnant 11 décès, soit une mortalité de 6,6 0/0.

Nous publions les observations résumées des malades que nous avons eu l'occasion d'observer depuis le 11 mars 1888, jusqu'au moment où nous entreprenons ce travail; les cas de mort sont relatés aussi complètement que possible de même que les observations intéressantes par leur gravité ou les particularités qu'elles présentent. Nous ferons remarquer, sans vouloir diminuer nos cas malheureux, que la presque totalité des décès est survenue chez des malades entrés ou amenés à une période déjà avancée de leur maladie.

Exposition de la méthode suivie.

De l'examen forcément succinct que nous venons de faire de quelques méthodes thérapeutiques dirigées contre la fièvre typhoïde, il semble ressortir clairement, comme nous l'avons dit plus haut, qu'il n'existe pas d'agent médicamenteux dont on puisse faire un spécifique vrai de cette affection. Evidemment, la tentation est forte, en présence d'un certain nombre de typhiques traités et guéris par l'emploi de remèdes identiques, de faire de ces remèdes l'agent précis de la guérison pour tous les cas semblables ; mais, n'y a-t-il pas lieu de tenir compte, dans les statistiques publiées, du degré de gravité de la maladie. Il est bien avéré qu'il peut se rencontrer des séries heureuses qui ne présentent aucune mortalité, et, nous-même avons dans notre statistique une série de 24 cas sans un seul décès. Cependant nous n'oserions pas dire que le traitement mis en œuvre a été un traitement spécifique.

Le traitement de la fièvre typhoïde est en somme un traitement complexe qu'on pourrait à notre sens désigner avantageusement sous le nom de traitement des indications. Ces indications sont, on le sait, nombreuses et varient suivant l'état de santé antérieure des malades, suivant leur aptitude à réagir contre la maladie, suivant l'intensité plus ou moins grande des phénomènes morbides.

En présence d'un malade atteint de fièvre typhoïde légère, de ce qu'on a désigné sous le nom de fébricule typhoïde, ne se plaignant guère que d'une céphalalgie gênante, il est vrai, mais supportable, d'une insomnie modérée, de fatigue, de vertiges dans la station assise, sans accélération notable du pouls, sans complication cardiaque ou pulmonaire, avec une température oscillant entre 39 et 40°, une thérapeutique simplement hygiénique nous paraîtra indiquée. Par traitement hygiénique, nous comprenons l'emploi de lotions froides alcoolisées, froides parce qu'elles abaissent la température, alcoolisées parce que l'alcool nettoie mieux l'épiderme, associé à une alimentation graduée suivant l'âge, alimentation qui sera presque toujours le régime lacté, à moins d'un dégoût insurmontable.

Qu'un typhique se présente à nous avec une température dépassant 40°, un pouls rapide, avec des défaillances, des battements cardiaques tumultueux et sourds, nous pourrons employer l'antipyrine et la teinture de digitale.

Dans les cas où le délire est violent, quand le malade cherche à sortir de son lit, qu'il parle et s'agite sans cesse, que l'insomnie est absolue et sans trève, qu'il y a une diarrhée abondante et fétide, nous avons comme agents thérapeutiques les lavements de chloral additionnés de quelques gouttes (XII à XV) de laudanum, des bains tièdes à la température de 30° dans lesquels le malade restera une demi-heure à trois quarts d'heure, le naphtol et le salicylate de bismuth.

Contre l'adynamie, quand le malade est étendu inerte dans son lit, les yeux à demi clos, marmottant sans cesse entre ses lèvres des paroles inintelligibles, souillant ses draps de son urine et de ses matières, nous emploierons l'éther sous forme de liqueur d'Hoffmann, l'alcool associé à l'extrait de quinquina; les lotions froides seront remplacées par des frictions excitantes avec l'essence de térébenthine, le baume de Fioraventi ou l'alcool camphré.

Un malade, entre le 15e et le 21e jour de sa fièvre évoluant normalement jusque-là, vient-il à présenter un abaissement notable de la température, avec pâleur de la face, affaiblissement du pouls, douleurs abdominales vives et ballonnement du ventre, nous aurons à redouter une hémorrhagie intestinale; qu'à ces symptômes viennent se joindre des vomissements verdâtres, que l'hyperthermie s'accentue, que le pouls devienne imperceptible, que le facies se grippe, que les narines se pincent, que les douleurs abdominales soient intolérables et arrachent des cris au patient, nous sommes en présence d'une péritonite produite, soit par l'extension au péritoine de l'inflammation des glandes de Peyer, soit par une perforation intestinale.

Dans les trois cas, la conduite à suivre est, à peu de chose près, identique, les moyens thérapeutiques sont les mêmes ; contre l'hémorrhagie qu'on prévoit ou qui s'est déjà produite, la série des hémostatiques : perchlorure de fer, ratanhia, ergot de seigle, ergotine, glace à l'extérieur et à l'intérieur. Contre les deux dernières complications, le médecin, trop souvent impuissant, n'a guère à sa disposition que la glace administrée intus et extra, le champagne glacé, les injections hypodermiques d'éther, l'extrait thébaïque.

Disons en passant, que la méthode de Brand elle-même, remède suprême contre un danger suprême, ainsi que l'a dit le professeur Peter, ne formule guère que ces deux contre-indications à son emploi.

Sommes-nous en présence d'un typhique accusant une dyspnée très marquée, chez qui l'auscultation des poumons révèle des râles intenses et généralisés et que fatigue une toux quinteuse, nous pouvons lui venir en aide avec des ventouses sèches appliquées larga manu, une potion avec alcoolature d'aconit et eau de laurier-cerise.

Qu'à ces râles de bronchite vienne se joindre un point de côté quelquefois peu marqué, que l'expectoration un peu plus abondante soit composée de crachats visqueux, adhérents au vase et parfois colorés légèrement en jaune, qu'à l'auscutation nous constations en un point du poumon, l'existence de râles crépitants fins, nous devons penser à une pneumonie et employer contre elle l'ipéca et les ventouses sèches, moyens auxquels nous joindrons aussi l'emploi de l'éther et de l'alcool associé au quinquina.

Dans les cas où les râles ne sont plus de vrais râles crépitants mais des râles sous-crépitants mêlés à des râles sibilants et ronflants et s'entendant le plus souvent des deux côtés de la poitrine, nous devons insister sur l'ipéca administré à doses fréquentes, car il nous faudra lutter contre la broncho-pneumonie.

Il est des typhiques dont les selles sont peu fréquentes, dont la langue est large, étalée et blanchâtre, qui se plaignent de la fétidité de leur haleine,et qui sont tourmentés de vomissements de couleur jaune ou verdâtre renfermant une certaine proportion de bile; à ces malades, nous prescrivons soit un purgatif salin, soit de l'huile de ricin,soit des lavements à la glycérine, ou purgatifs.

Les vomissements dont nous venons de parler, peuvent se produire encore dans d'autres circonstances. Chez ces malades, les vomissements surviennent à plusieurs reprises dans la même journée, ils ont une coloration verdâtre et sont en général peu abondants, l'urine est rare, de couleur foncée, d'une densité souvent élevée,fortement acide et renferme une notable quantité d'albumine. Les purgatifs, en pareil cas, sont indiqués et il est nécessaire d'insister sur le régime lacté. Au besoin, l'emploi des diurétiques peut trouver son application. Chez d'autres, la diarrhée, par son abondance, devient le symptôme prédominant et c'est contre elle qu'on aura recours au laudanum, au naphtol et au salicylate de bismuth, au sous-nitrate de bismuth.

Dans les quelques cas que nous venons d'indiquer, nous n'avons parlé que des indications répondant à des complications sérieuses de la maladie, il en est encore beaucoup d'autres dont la gravité, quoique bien moindre, ne doit pas cependant faire négliger le traitement qui leur convient.

Les épistaxis parfois très abondantes et se renouvelant au moindre mouvement du malade, demandent, dans certains cas, le tamponnement des fosses nasales et lorsqu'on n'est pas obligé de recourir à ce moyen, il est bon d'introduire dans les deux narines des tampons de coton hydrophile imbibés d'une solution diluée de perchlorure de fer.

Contre la sécheresse de la langue, contre les fuliginosités si épaisses et si adhérentes qui recouvrent les dents et les lèvres des malades, on aura recours à des lavages fréquents à l'aide d'un pinceau trempé dans de l'eau légèrement acidulée de jus de citron.

Si la langue et les lèvres sont le siège d'excoriations qui sont fort douloureuses, on emploiera un collutoire au borate de soude ou au chlorate de potasse qui nous servira utilement aussi dans le cas où du muguet viendrait à se produire.

Que si des eschares menacent de se produire, le malade sera placé sur un matelas d'eau ; ces eschares qui se produisent parfois si rapidement, ont dans certains cas des dimensions si considérables qu'elles constituent une complication grave quoique éloignée de la fièvre typhoïde. On en trouvera à l'observation X un cas remarquable.

Il est, d'autre part, toute une série de moyens hygiéniques dont l'application régulière est d'un très grand secours. Il serait presque oiseux de les signaler, si nous ne devions faire un tableau aussi exact que possible des soins multiples qu'exige un typhique, et si nous n'avions pas eu maintes fois l'occasion d'en apprécier l'importance. Dès que les draps ou le linge sont souillés d'urine où de matières, il faut les remplacer ; les médicaments que doit prendre le malade ne seront pas laissés à sa portée car il pourrait les absorber trop rapidement.

Les malades dont le délire est violent et qui revêt fréquemment, chez les ouvriers, la forme professionnelle seront surveillés avec soin, un bon moyen, pour les empêcher de quitter leur lit, est d'appliquer de chaque côté deux planches qui prennent appui sur les barres du lit. Au moment où les ulcérations intestinales vont se réparer, au moment de la chute des eschares, compris généralement entre le 16e et le 22e jour, il est urgent que le malade exécute le moins possible de mouvements, il ira à la selle sur un bassin plat qu'on passera sous lui. Cette recommandation de garder l'immobilité la plus complète possible, s'applique également aux cas de phlébite.

L'alimentation qui, comme nous le disions plus haut, sera le régime lacté de préférence, devra également être surveillée. Deux litres à deux litres et demi de lait sont suffisants, par vingt-quatre heures, pour un adulte ; toutes les deux heures, le malade prendra, ou on lui fera prendre, une tasse de lait contenant environ 500 grammes et qu'il absorbera par petites gorgées. Dans l'intervalle, si la soif est vive, quelques gorgées de grog au cognac rafraîchiront le malade.

Il est des malades dont l'estomac ne peut tolérer l'ingestion du lait, à ceux-là, on donnera du bouillon froid, dégraissé, et, pour calmer la soif, des grogs ou de la limonade vineuse.

Je dois ajouter que j'ai toujours vu M. Lancereaux, hésiter à prescrire le bouillon.

Telles sont, brièvement résumées, les principales indications auxquelles le traitement de la fièvre typhoïde doit répondre. Comme le travail que nous entreprenons est surtout un recueil de faits, nous publions dans le chapitre suivant une série d'observations dont chacune représente autant que possible un type différent et bien net de dothiénenterie. Nous aurions pu multiplier les exemples, mais en tombant dans des redites, aussi, nous sommes nous bornés pour tous les autres cas à un résumé succinct.

Tous les malades qui font le sujet des observations et des notes qui vont suivre, ont été soumis au traitement dont nous avons essayé de tracer les grandes lignes.

En disant que tous ont suivi le même traitement, nous ne voulons pas dire qu'il a été administré à tous, le jour de leur entrée, un remède toujours le même, nous indiquons seulement qu'à des indications données a correspondu un traitement donné.

OBSERVATIONS.

Observation I (1). — L. M..., domestique, 20 ans. Fièvre typhoïde à forme prolongée; ostéo-périostites multiples.

31 octobre. Malade depuis quatre jours pleins. Début par une lassitude prolongée, courbature, insomnie, compliquée de céphalalgie et perte d'appétit. Epistaxis et vertiges passagers. Frissons répétés.

Aujourd'hui, peau chaude et sèche, abdomen légèrement météorisé, sensibilité et gargouillement dans la fosse iliaque droite. Constipation. Langue large et saburrale. Anorexie. Soif vive. Tremblement de la langue et des lèvres. Excitation cérébrale assez vive, teint coloré, yeux brillants, parole brève, haute, insomnie tenace, loquacité, grande inquiétude sur son état présent, agitation, divagations légères.

Hyperesthésie généralisée. Etourdissements lorsque la malade s'assied sur son lit. Douleurs lombaires et dans la continuité des membres. T. au soir, 40°,5; pouls 126.

Teinture de digitale.. }
Laudanum de S..... } āā 1 gramme.
Lavements purgatifs.

1er novembre. T. matin, 39°,6; soir, 40°; pouls, 120.

Rales sibilants peu nombreux. Insomnie tenace, pas de tendance à la prostration. Tuméfaction de la rate. Sécheresse, rougeur de la muqueuse pharyngée. Diarrhée ocreuse assez abondante.

Le 3. Taches rosées lenticulaires. T. matin, 40°,1; soir, 40°,4; aucune tendance à la stupeur. — Antip., 2 grammes; bains tièdes.

Le 4. Sous l'influence de l'antipyrine, la température tombe ce matin à 37°,4. Langue sèche, rapetissée, recouverte par places, ainsi que les lèvres et les dents de fuliginosités noi-

(1) Observation recueillie par le Dr Durand et que nous devons à son obligeance.

râtres. Légère aggravation du catarrhe bronchique, râles muqueux plus confluents. Toux plus fréquente. — Ventouses sèches. Albuminurie légère.

Le 5. Antipyrine 3 gr. à prendre en trois fois. T. 39°; P. 92.

Le 7. T. 40°,2; bain tiède prolongé. Potion de Todd. Pouls 110, dicrote.

Les forces se maintiennent. Disparition de l'albumine. Surdité, application régulière de ventouses sèches, matin et soir, en avant et en arrière.

Le 8. La fièvre se maintient au-dessus de 40° le matin et le soir. Pouls 108, dicrote.—Antipyrine 4 gr. 50 à prendre en deux fois dans les 24 heures.

Le 9. Apyrexie (T. 37°) ce matin, par suite de l'administration de l'antipyrine. Sueurs généralisées, tremblement des mains et des doigts. Soir. T. 38°,5; P. 110.

Le 10. La température remonte rapidement. T. matin, 39°, soir, 40°,5. Le pouls reste bon à 100 pulsations.

Régularité de l'action cardiaque qui ne tend pas à accélérer son rythme. Pas d'aggravation, du côté des bronches, ni matité aux bases, ni râles fins confluents. La diarrhée est modérée, mais les selles réellement infectes. La maladie est aujourd'hui à son 14e jour et malgré l'hyperthermie, on ne constate pas de tendance à la stupeur. Le tempérament nerveux et impressionnable de la malade paraît plutôt surexcité par la fièvre. Peu de sommeil. Pas trace de délire. Agitation constante pendant le jour, grincements passagers des dents, grimaces et contractions fréquentes des muscles de la face.

Traitement : Bain tiède prolongé; antipyrine 4 grammes à prendre en deux fois.

Le 10. Lavements : acide phénique, XX gouttes.
Laudanum de S. V —
Glycérine 20 grammes.
Eau 100 —

Le 11 (15e jour). Vomissements aqueux assez abondants après la prise de 2 gr. d'antipyrine, survenus 5 minutes après; malgré cela abaissement de la température ce matin, au-dessous de la normale (36°). Sueurs abondantes.

Comme d'habitude la fièvre reprend le soir. Divagations légères.

Le 13 (17e jour). Nouvelle hyperthermie. T. 40° le matin et le soir, autipyrine 2 gr. 50. Cette fois l'intolérance gastrique se produit; cinq minutes après nausées, vomissements bilieux abondants très pénibles pour la malade. Suppression de l'antipyrine.

Teinture de digitale. 1 gramme.
Laudanum de S.... XX gouttes.

Le 14. Première rémission dans la température du soir (39°,2).

Le 15. Rémission matinale fébrile (39°), quoique la fièvre atteigne encore près de 40° le soir.

Le 16 (20e jour). La défervescence graduelle s'établit; chaque jour la rémission du matin dépasse celle du jour précédent. Le ventre devient souple. Suppression de la diarrhée. Expectoration muqueuse, abondante et facile. Sueurs et diurèse abondantes.

Le 20 (24e jour). Amaigrissement considérable. Sommeil prolongé. La fièvre persiste le soir (39°,5).

Le 22. Apyrexie complète le matin (37°,7). Le pouls reste fréquent et dépasse 100 pulsations.

Le 23. Température le soir 37,6. Guérison.

Le 24. T. le matin, 37°,6. Un œuf.

Le 25 (29e jour). Une cotelette ce matin. T. le soir 37°,6.

Convalescence régulière. La malade se lève. Appétit très développé. Aucun trouble dyspeptique. Pendant la durée de cette forme prolongée on n'a pas vu survenir de signes d'adynamie.

5 décembre. La malade se plaint aujourd'hui pour la première fois, d'éprouver des phénomènes douloureux dans la continuité des jambes.

Ces douleurs sont sourdes, diffuses et sont survenues pendant la nuit d'hier et d'avant-hier. Aujourd'hui, dans la journée, elles n'existent plus. L'examen local est négatif. Leur origine est spontanée et on ne peut leur attribuer de cause vraisemblable, coup, fatigue ou influence du froid. Les mouvements des articulations voisines sont libres. Pas d'œdème ni de fièvre. Onctions avec du baume tranquille.

Le 7. Persistance des douleurs nocturnes. Aucune modification du côté des os de la jambe. La pression est douloureuse sur la partie inférieure du tibia droit. Extrait thébaïque, 0.05 centigrammes, le soir. Repos au lit.

Le 10. Localisation des phénomènes douloureux au tiers inférieur de la jambe droite. Aujourd'hui, on constate, pour la première fois, à ce niveau, une tuméfaction œdémateuse diffuse. La peau n'offre aucun changement de coloration. Ce gonflement est plus saillant sur la face interne et la crête de l'os qui présente une courbure à légère convexité antérieure. La pression est douloureuse sur une étendue de quelques centimètres, correspondant au gonflement. Les mouvements du membre réveillent la douleur, qui disparaît au repos. Rien du côté de l'articulation tibio-tarsienne. Mouvement fébrile, le soir, 38°,5. Anorexie. Langue large, pâteuse. Insomnie. Cataplasmes recouverts de taffetas gommé en permanence.

Le 11. Pas de fièvre le matin ; soir, 38°,4.

Le 12. Pas de changement.

Le 13. La tuméfaction s'accroît en hauteur. La peau reste toujours normale, ni rougeur, ni douleur. La pression devient excessivement douloureuse sur le trajet de la crête osseuse et immédiatement en dedans et en dehors d'elle.

Le soir, la température atteint 38°,2 à 38°,4. Quelques frissons aujourd'hui.

Le matin et dans le jour, apyrexie. Les phénomènes douloureux reparaissent invariablement chaque nuit. Élancements intermittents s'irradiant dans les parties voisines. Sensation de pesanteur dans le membre, qui est douloureux au moindre mouvement. Vésicatoire volant, *loco dolenti.*

Le 18. Aucun changement. La tuméfaction fait peu de progrès.

Le 24. Sensation nette de fluctuation profonde. La peau conserve toujours son apparence normale. Douleurs aiguës à la plus légère pression.

M. Lancereaux incise sur le point le plus saillant. Incision et décollement du périoste avec la sonde cannelée. Collection purulente peu abondante. Pus crémeux. Désinfection du foyer à l'eau phéniquée à 1/20. Pansement à l'iodoforme.

Le 25. Pansement. Absence de suppuration. On n'obtient aucun écoulement de pus par la pression.

Le 26. Douleurs sourdes avec exacerbations, encore à début nocturne, dans l'avant-bras droit.

Le 27. Irradiations douloureuses dans tout l'avant-bras, que la malade tient immobilisé. Insomnie et légère agitation. T. matin, 37° ; soir, 38°,2. Peau chaude. Le gonflement et les phénomènes aigus de la jambe ont disparu le lendemain de l'incision de l'abcès.

Le 28. Tuméfaction dure, très douloureuse au palper, circonscrite, siégeant sur la partie médiane et la face externe du radius droit. Absence de douleurs spontanées ; celles-ci sont reveillées par les mouvements de l'avant-bras et les mouvements de préhension de la main. Pas de fièvre. Pas de troubles du côté des voies digestives.

Le 31. Le gonflement osseux reste stationnaire et offre toujours la même consistance dure. Les phénomènes douloureux du début diminuent d'intensité. La pression n'éveille qu'une douleur modérée. Les douleurs nocturnes sont peu intenses et reviennent sous forme d'élancements. La malade se remet à mouvoir facilement son bras. Aucun changement de coloration des téguments.

20 janvier 1888. Le foyer sous-périostique paraît devoir passer à l'état chronique. Le gonflement est nettement circonscrit, fait définitivement corps avec la diaphyse radiale. Il offre une consistance osseuse également dure, comme celle d'un os sain. La pression n'éveille qu'à peine une sensation douloureuse : la malade semble n'y plus prêter attention. Elle fait usage du bras droit comme de l'autre. Par contre, un nouveau foyer est en train de se former sur le tibia, au-dessus et au niveau de celui qui a été incisé un mois auparavant. La région devient douloureuse et l'os se tuméfie à nouveau.

Le gonflement empiète sur la face externe. Peau normale. Douleurs lancinantes avec irradiations dans le membre. En même temps, des douleurs offrant le même caractère d'intermittence et d'irradiation, sont apparues cette nuit dans la continuité de la clavicule gauche. Elles ont réveillé la malade et l'obligent aujourd'hui de rester couchée sur le côté droit du corps. On ne peut constater aucune tuméfaction de l'os. Les mouvements de l'épaule sont libres, mais la pression de l'os est douloureuse, de même que les mouvements d'élévation ou d'abaissement. Pas de phénomènes généraux.

Le 22. Le travail d'organisation des produits exsudés du périoste du radius droit, semble terminé. On constate, à ce niveau, une saillie osseuse, circonscrite, dure, indolente, faisant corps avec l'os. On perçoit aujourd'hui, sur la partie moyenne de la clavicule gauche, une saillie légère, dure, arrondie, sensible à la pression.

1er février. Ouverture spontanée du foyer ostéo-périostique du tibia. Le pus est en minime quantité.

Le 10. L'orifice correspondant au foyer du tibia est presque fermé. Suppuration insignifiante. Aucune réaction inflammatoire. Persistance de la périostite claviculaire ; mais celle-ci semble marcher vers la résolution. Toute douleur à la pression a disparu. Les douleurs spontanées n'existent plus. Lors du développement de cette seconde poussée, la fièvre, les frissons et les phénomènes généraux antérieurs ont fait défaut.

Le 28. L'orifice de l'abcès sous-périostique du tibia est fermé. On ne constate plus de gonflement osseux à ce niveau, ni de douleur à la pression. Etat stationnaire du noyau du radius, qui persiste avec la même dureté complètement indolente. La saillie claviculaire gauche a diminué considérablement et ne se perçoit plus que difficilement. Depuis quelques jours, la malade a accusé quelques phénomènes douloureux à la partie supérieure de la face interne du tibia gauche; mais l'exploration la plus attentive n'a permis d'y constater aucune modification locale. Aujourd'hui, la marche est possible et n'éveille pas de douleurs.

5 mars. Etat aussi satisfaisant que possible. Disparition de tout phénomène douloureux dans la jambe gauche.

Juillet 1889. Les douleurs se sont reproduites au niveau des deux jambes et du bras droit. La marche et la station debout sont devenues impossibles : œdème avec chaleur de la peau occupant toute la jambe droite. Les phénomènes douloureux sont surtout accusés au niveau de la plaie opératoire résultant d'une incision pratiquée en février 1888; il existe à ce niveau une cicatrice rouge, déprimée, luisante à travers laquelle on perçoit nettement des rugosités occupant la face interne du tibia sur une étendue d'environ 12 centimètres.

La malade entre à la Pitié où elle est opérée le 30 juillet

par le Dr Polaillon qui pratique le grattage de l'os, aux deux points malades. Elle revient à Levallois le 22 août. La plaie opératoire du tiers supérieur est cicatrisée. Celle du tiers inférieur n'est pas complètement fermée, elle est le siège de douleurs spontanées très vives, accentuées encore par la pression ou les mouvements. Ecoulement purulent très modéré.

Septembre. Au milieu de la plaie inférieure, le toucher révèle une saillie osseuse à arêtes vives, douloureuse au toucher et correspondant à une petite fistule par laquelle s'écoule un peu de pus séreux. — Le pansement iodoformé est continué et l'on exerce une compression modérée.

Le 15. Formation d'un petit abcès gros comme une noix, un peu au-dessus de l'orifice fistuleux; l'incision fait sortir une cuillerée de pus grisâtre, granuleux. Les douleurs sont toujours très vives, s'irradient dans le tiers inférieur de la jambe. — Instillations de teinture d'iode par l'orifice de la fistule.

Novembre. L'état est le même. La malade retourne de nouveau dans le service du Dr Polaillon. Elle y est opérée le 19 novembre. Incision large des téguments, grattage assez étendu de la partie malade; un séquestre long de 3 centimètres environ, est extrait.

Le 24. La plaie opératoire a bon aspect; écoulement purulent à peu près nul. — Pansement à la gaze iodoformée. Compression.

Le 27. Cicatrisation à peu près complète. Apparition de douleurs au niveau du tibia gauche dans la partie supérieure qui présente une tuméfaction arrondie, de la grosseur d'une noisette, dure au toucher, légèrement rénitente. — Badigeonnages de teinture d'iode.

1890. La malade se lève et marche; elle éprouve de temps à autre des douleurs assez intenses dans les membres inférieurs, toutes les saillies dont il a été fait mention plus haut existent encore actuellement et la pression à leur niveau est toujours douloureuse. Néanmoins, la malade peut vaquer à ses occupations.

Observation II. — B. A..., 19 ans, journalier. Fièvre typhoïde. Congestion pulmonaire. Broncho-pneumonie au 4e septenaire.

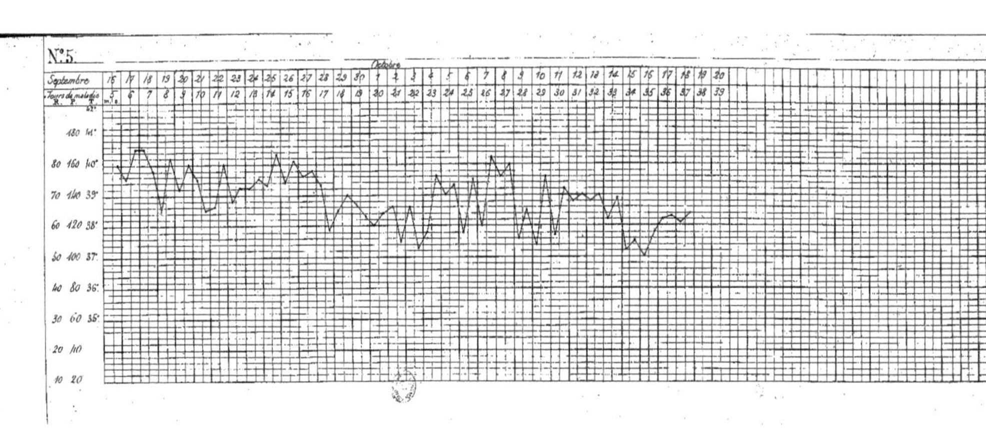

N°5.
Octobre
Septembre
15
17
18
19
20
21
22
23
24
25
26
27
28
29
30
1
2
3
4
5
6
7
8
9
10
11
12
13
14
15
16
17
18
19
20
Jours de maladie
R. P. T.
5
6
7
8
9
10
11
12
13
14
15
16
17
18
19
20
21
22
23
24
25
26
27
28
29
30
31
32
33
34
35
36
37
38
39
180 41°
80 160 40°
70 140 39°
60 120 38°
50 100 37°
40 80 36°
30 60 35°
20 40
10 20

Commence à être mal à l'aise le jeudi 10 septembre. Le vendredi, céphalée, douleurs dans les jambes, accablement, prostration, anorexie. S'alite le samedi, 12, pour ne plus se relever.

Le dimanche, 13, diarrhée et épistaxis, agitation la nuit, insomnie absolue. Entre à l'hôpital le mardi, 16 septembre.

Homme d'apparence robuste, face colorée, rouge, sueurs limitées à la face, légère agitation. Peau chaude, chaleur mordicante. Langue blanche sur la face dorsale, rouge sur les bords; tremblement de la langue et des lèvres. Le malade se plaint d'une grande faiblesse, de céphalée, de douleurs dans les côtés de la poitrine, et de douleurs abdominales.

Diarrhée abondante, ocreuse. Gargouillement dans la fosse iliaque. Rate volumineuse. Aux poumons, pas de râles appréciables, le malade tousse un peu, expectoration nulle. Les battements du cœur sont rapides, un peu sourds. Pouls rapide à 104. Pr. : Lait.

Potion : Laudanum........ } ââ 1 gramme.
Digitale.......... }

Le 18. Céphalée persistante, pouls fréquent, dicrote. Diarrhée abondante. Insomnie la nuit; s'endort seulement le matin; pas de délire. Râles de bronchite dans les deux côtés de la poitrine. Langue humide, rouge sur les bords.

Le 20. Diarrhée toujours abondante. Selles involontaires. Nuit agitée, sans sommeil. Délire. La bronchite persiste.

Le 21. Délire d'action. — Antipyrine, 3 grammes.

Potion : Teinture de musc.......... 0 gr. 50 centigr.
Hydrolat de valériane..... 30 gr.

Le 22. La diarrhée persiste. Langue sale. Bouche empâtée. La bronchite a beaucoup diminué d'intensité. Nuit assez calme De temps en temps hoquet.

Le 23. Moins de selles. Etat stationnaire.

Le 25. Délire moins accusé. On supprime le musc.

Potion : Teinture de digitale.......... } ââ 1 gramme.
Laudanum.................. }

Le 26. Le malade continue à tousser. On trouve en certains points des crachats adhérents, rougeâtres, jus d'abricot, parmi d'autres plus fortement colorés en rouge. Râles sibilants nombreux des deux côtés. Râles sous-crépitants fins aux deux bases. — Ventouses sèches.

Le 27. Expectoration composée toujours de crachats très adhérents et striés de sang.

Le 29. Expectoration présentant les mêmes caractères. A l'auscultation, râles abondants et souffle aux deux bases. Dans le reste des poumons, râles sibilants. Météorisme. Langue rouge. Yeux un peu excavés. Pouls à 100.

Le 30. Prostration toujours marquée. Les symptômes pulmonaires restent les mêmes. La dyspnée est plus marquée. — Ipéca 2 grammes.

2 octobre. Epistaxis le matin. La congestion du poumon droit est plus accusée. L'abattement s'accentue. Sueurs abondantes généralisées. Trois ou quatre selles par jour. — Café noir. Frictions avec essence de térébenthine.

Le 6. Pouls petit, rapide, à 104. La toux est persistante et fatigue beaucoup le malade. Râles toujours nombreux. Plus de souffle.

Le 7. Selles très fétides, noirâtres. — 2 cuillerées de charbon de Belloc.

Le 9. Même état. On donne au malade deux œufs battus dans du lait.

Le 11. Délire d'action dans la nuit, s'est levé de son lit et est venu tomber sur le lit de son voisin. L'amaigrissement a fait de rapides progrès. Le visage a une teinte terreuse. Pouls très petit. Battements du cœur sourds. Persistance des râles, surtout à la base droite.

Le 13. L'abattement est toujours très marqué, il tend même à s'accroître encore. Tremblement des lèvres. Muguet sur la langue, la voûte palatine et la face interne des joues. Narines pulvérulentes. Pouls petit, rapide.

Potion : Liqueur Hoffmann.............. 3 grammes.

Le 14. Incontinence des matières et de l'urine. Oppression. Râles toujours nombreux à la base droite.

Potion : Ipéca...................... 2 gr.
Tartre stibié............... 0 gr. 05 centigr.

Le 15. Pouls filiforme à peine perceptible. Stupeur. Délire tranquille.

Le 16. Même état. Abdomen rétracté, douloureux. Respiration soufflante en arrière à droite. Râles et souffle à la base gauche. — Injections sous-cutanées d'éther.

Le 17. La stupeur est moins marquée. Toujours incontinence de l'urine et des matières. Pouls imperceptible. — Injections d'éther.

Le 18. Dyspnée assez marquée. Respiration à 40. Pouls incomptable. Le malade est étendu dans le décubitus dorsal, les yeux grands ouverts, marmottant entre ses lèvres des phrases incompréhensibles. Dans l'après-midi, le malade tombe dans un demi-coma qui persiste jusqu'à la mort, qui survient le 19 à 1 heure du matin.

Autopsie. — A l'ouverture de la cavité thoracique, pas d'adhérences pleurales; mais du côté droit, on constate la présence d'environ un demi-verre d'un liquide sanguinolent.

Adhérences légères de la base du poumon droit à la face supérieure du diaphragme.

Pas d'épanchement dans la cavité abdominale, pas trace de péritonite ou de perforation.

Les anses intestinales présentent cependant, surtout au niveau de la terminaison de l'intestin grêle, une coloration rouge lie de vin.

Ganglions mésentériques nombreux, d'un volume variable, les uns gros comme une lentille, les autres de la grosseur d'une noisette; leur nombre est plus considérable, surtout au niveau de la portion du mésentère qui correspond à la terminaison de l'intestin grêle.

Poumons. — *Poumon droit.* — Dans sa moitié supérieure, du sommet à son tiers inférieur, il est transformé en une masse dure, homogène, se séparant des parties saines par un relief très net.

A la coupe, le parenchyme est hépatisé, rouge noirâtre, granuleux quand on le déchire; il s'en échappe spontanément une quantité très considérable d'un liquide rouge noirâtre, fluide, légèrement spumeux — un fragment tombe immédiatement au fond de l'eau. Toutes les parties du poumon qui ne sont pas atteintes par l'hépatisation sont le siège d'un emphysème très marqué.

Poumon gauche. — Le lobe inférieur et le bord postérieur sont le siège d'une congestion hypostatique très accusée avec exsudat très abondant à la coupe. Quelques lobules sont noirâtres, atelectasiés, revenus sur eux-mêmes. Le sommet et le bord antérieur sont le siège d'un emphysème très marqué. Pas d'ecchymoses sous-pleurales.

Foie. — Volumineux, pâle, lisse. A la coupe, il offre une teinte brun pâle uniforme ; au toucher, il donne la sensation d'un corps gras.

Rate. — Volumineuse, diffluente, ne présente pas trace d'inflammation périphérique.

Reins. — De volume moyen, se décortiquant facilement ; leur surface est cependant légèrement granuleuse. A la coupe, coloration blanc rosé, avec surcharge adipeuse peu abondante au niveau du calice et des bassinets.

Cœur. — Mou, flasque ; renferme dans ses cavités une minime quantité de sang liquide et goudronneux. Pas de lésions orificielles. Les coronaires sont intactes. Myocarde pâle.

Les *muscles droits* de l'abdomen ont une teinte brillante cireuse, ressemblant assez, sur une coupe, à une tranche de jambon salé. Ils paraissent atteints de dégénerescence vitreuse.

Intestins. — Très fortement congestionnés. A la partie inférieur de l'intestin grêle, plaques de Peyer à toutes les périodes, les unes déjà cicatrisées et reconnaissables seulement à l'éraflure de la muqueuse indiquant leur place ancienne ; les autres sont encore cratériformes, à bords nets et taillés à pic, mais aucune ne présente de traces de perforation ni de fissure. Les lésions sont extrêmement marquées dans le cæcum, où elles atteignent leur maximum. Le reste de la muqueuse présente une coloration rouge vineux intense. Le gros intestin est indemne d'ulcérations. L'estomac est dilaté et recouvert d'un mucus grisâtre et sanieux.

Cerveau. — La pie-mère est exsangue ; elle se laisse facilement décortiquer. Les ventricules latéraux ne sont pas dilatés. Les vaisseaux de la pulpe sont anémiés, comme ceux de la pie-mère. Bulbe, protubérance, cervelet, normaux. Vessie et organes génitaux intacts.

Observation III. — P..., L., 18 ans, nourrice, entre à l'hôpital, le 17 mai 1890, pour un mal de gorge. Elle paraît extrêmement fatiguée et présente le facies et l'aspect d'une typhique.

Elle répond mal aux questions qu'on lui pose et qu'on est obligé de répéter deux et trois fois. Cependant, on arrive à lui faire dire qu'elle n'est malade que depuis trois jours; le 15, au soir, le matin même et la veille, elle prétend qu'elle se portait bien. Elle est prise le soir d'un violent mal de tête, avec mal de gorge; elle dit n'avoir pas eu de frisson, pas de vomissements ni de diarrhée.

Cœur, poumon, rien.

Le voile du palais, piliers et luette offrent une coloration rouge intense ainsi que les amygdales.

Pas de gargouillement dans la fosse iliaque. Pas de ballonnement du ventre.

Rate un peu augmentée de volume. Incontinence d'urine, qui est acide et dont la densité = 1026. Un peu d'albumine, un peu de sucre. T. soir, 40°,5.

A eu un vomissement bilieux pendant l'examen de la gorge.

Prescription	Ipéca.........	1 gr. 50
	Tartre stibié	0 gr. 05

Vomissements bilieux abondants.

La nuit, agitation, insomnie, diarrhée.

Le 18. Douleurs de tête, langue sèche, fuliginosités sur les lèvres et les narines. La malade est plus abattue que la veille, répond à peine aux questions. Pas de délire. Agitation incessante; on est obligé de lui mettre des planches. La malade vomit tout ce qu'elle prend. T. matin, 40°,3; soir, 40°,2.

Depuis le matin jusqu'à 3 heures du soir pas d'émission d'urine, pas de selles. — Lotions froides. Lavement; après le lavement, laisse aller l'urine sous elle.

A 6 heures du soir ne répond plus; abattement profond, Râles imperceptibles. Battements du cœur irréguliers.

Teinture de digitale. . . . . XXV gouttes
Potion cordiale . . . . —

Mort le 18, à 10 heures du soir, avec tremblement, agitation, écume à la bouche.

Autopsie. — Le cadavre présente de larges marbrures violacées sur les téguments.

Poumon gauche. — Emphysème du sommet. Congestion sur le reste de son étendue. Sur la face externe et dans le lobe inférieur on trouve quatre plaques noirâtres, de la largeur d'une pièce de 50 centimes et d'une pièce de 1 franc. A la coupe, induration du tissu pulmonaire; à ce niveau, coloration noirâtre sur une étendue d'environ un centimètre. Pas d'embolie dans les bronches, ni dans l'artère pulmonaire correspondante.

Poumon droit. — Congestion à la coupe; liquide sanglant, visqueux par le raclage. Sur la face externe du lobe moyen, deux plaques noirâtres, analogues aux précédentes et de même dimension.

Plèvre. — Pas d'adhérences pleurales.

Estomac. — Dilaté au niveau du grand cul-de-sac, la muqueuse est boursouflée (altération cadavérique).

Œsophage. — Normal. Congestionné à la partie inférieure.

Pancréas. — Normal. 70 grammes.

Foie. — 1.620. Mou, flasque, s'étale sur la table d'autopsie. Coloration pâle; onctueux à la palpitation. Foie gras.

Cœur. — Léger épanchement intrapéricardique. Caillot fibrineux à la face antérieure. Parois flasques; à l'ouverture il s'écoule un sang visqueux noirâtre. Oreillettes pas dilatées; pas de caillots.

Ventricule gauche. — Rien aux orifices. Coloration un peu pâle du myocarde; 10 à 12 mm. d'épaisseur.

Ventricule droit. — Rien aux orifices. Parois minces. Caillot fibrineux à la partie inférieure.

Aorte. — Souplesse normale. Très légères traces d'athérome dans la portion thoracique. Rien à la bifurcation.

Reins. — *Droit.* — 125 grammes. Décortication très facile. Surface congestionnée, développement du réseau vasculaire. Consistance molle. Pas d'altérations macroscopiques.

Gauche. — 115 grammes. Mêmes caractères.

Pharynx. — Tuméfaction des follicules clos à la base de la langue.

Larynx. — Tuméfaction des follicules à la face postérieure de l'épiglotte.

Intestin grêle. — Tuméfaction généralisée des plaques de Peyer qui forment des plaques molles, blanchâtres plus ou moins allongées, à aspect réticulé, gaufré à la partie inférieure, psorenterie donnant à la muqueuse un aspect granuleux sur une étendue de 20 centimètres ; saillies mamelonnées variant du volume d'une pointe d'aiguille à celui d'une lentille. Cette tuméfaction des follicules clos va en diminuant vers la partie supérieure. Au niveau du duodénum on note aussi une tuméfaction légère des follicules clos. Les ganglions mésentériques sont tuméfiés, les plus volumineux sont de la grosseur d'un haricot.

Rate. — Volumineuse. Poids 250 grammes. De consistance ferme, elle présente à la coupe une coloration vineuse.

Cerveau. — Coloration bleuâtre de la face interne de la boîte cranienne. Congestion de la dure-mère; rien aux sylviennes ni aux artères de la base. Substance cérébrale molle. Congestion de la face externe des hémisphères. Rien aux ventricules.

Organes génito-urinaires. — La vessie renferme un peu de pus, la surface de la muqueuse est congestionnée.

Les autres organes ne présentent rien à noter.

Observation IV. — B. T..., 27 ans, domestique. Fièvre typhoïde. — Perforation intestinale au 21e jour.

Début de la maladie le 3 février, jour où il s'est alité. Lassitude et courbature, douleurs de reins, soif vive, fièvre le soir céphalalgie intermittente, constipation, épistaxis le premier jour et le lundi suivant.

Entré à l'hôpital le jeudi 13 février. Langue étalée, sèche, pommettes rouges, lèvres sèches, entr'ouvertes, abattement et prostration, pouls à 104. T., 40°,8.

Aux poumons quelques râles de bronchite. L'abdomen est météorisé et la palpation provoque de la douleur que le malade manifeste pas des plaintes sourdes. — Taches rosées abondantes. Diarrhée assez abondante 4 à 5 selles dans la journée.

Potion : Laudanum....... } ââ 1 gramme.
Digitale......... }

Antipyrine 3 grammes en 6 cachets. Lotions alcoolisées. Lait grogs.

Le 14. Etat stationnaire, la nuit a été assez calme. Ce matin il est dans un état de stupeur très marqué. T. M., 40°,2. Langue sèche et tremblante. Sueurs profuses hier après l'antipyrine. La diarrhée est un peu moins abondante. — Frictions avec le baume de Fioraventi. Todd. Extr. quinquina, 4 grammes.

Le 16. Pas de selles depuis avant-hier, météorisme. Lavement avec glycérine. Un peu d'oppression; des deux côtés de la poitrine assez nombreux râles de bronchite. Ventouses sèches.

Le 18. Une seule selle dans la journée d'hier le malade est un peu moins abattu il se plaint de la gorge qui ne présente rien autre qu'une rougeur sombre intense. — Badigeonnages de la gorge avec un collutoire boraté. Continuation des frictions.

Le 23. Délire dans la nuit, à plusieurs reprises le malade s'est levé, on a dû lui mettre les planches. Ce matin il a du hoquet, il est étendu dans son lit inerte, les yeux à demi-clos, les narines sont légèrement pulvérulentes, la respiration bruyante, langue sèche, rugueuse, pouls très rapide, petit. Urine = D. 1020. Albumine en certaine quantité.

Le soir. Douleurs sourdes dans l'abdomen, traits un peu tirés, dyspnée, respiration à type costal supérieur. Le hoquet persiste, soubresauts des tendons. — Eau chloroformée.

Potion : Digitale............ } āā 1 gramme.
Laudanum.........
Ether........... 3 grammes.

Glace sur l'abdomen.

Le 24. Le matin, T., 38°,2..., pouls à peine perceptible. Extrémités froides. Météorisme accusé. Diarrhée verdâtre, peu fétide. Respiration bruyante, saccadée. Délire tranquille, faciès grippé.

Le soir. Demi-coma. Ventre dur, tendu, yeux légèrement vitreux, pouls imperceptible. T., 34°, 7. Le malade laisse aller sous lui des matières noirâtres ressemblant à du chocolat. — Injections sous-cutanées d'éther. Vésicatoire à l'épigastre. Pot. avec 0 gr. 10 d'extrait thébaïque.

Mort à 8 heures du soir.

Autopsie. — La face est décomposée, le thorax et l'abdomen ballonnés.

Intestin. — La masse intestinale est extrêmement ballonnée; pas de phénomènes inflammatoires de péritonite, ni sur le péritoine pariétal ni sur le viscéral.

Dans le petit bassin, on trouve une certaine quantité d'un liquide noir grisâtre semblable à de la suie délayée, qui a fait irruption à travers une petite perforation intestinale. Celle-ci est située à 5 centimètres du cæcum.

Les premières portions de l'intestin grêle ne présentent aucune modification apparente de la muqueuse. Celle-ci est enduite d'un mucus jaunâtre.

Les lésions commencent à un mètre du cæcum. Les ulcérations se présentent sous la forme de grosses pustules à grand axe longitudinal, limitées par un rebord rouge violacé, elles présentent un fond inégal recouvert d'une matière jaune comme bourbillonneuse. Certaines sont tellement creusées, qu'il ne reste plus que la séreuse.

Les lésions deviennent extrêmement marquées dans les 15 centimètres qui précèdent l'intestin grêle. A ce niveau, en effet, les ulcérations sont confluentes et la muqueuse paraît tranformée en une bouillie gris verdâtre parsemée de mamelons.

C'est au milieu de ces ulcérations, 8 centimètres avant d'arriver au cæcum, que l'on voit, sur le bord de l'intestin opposé à l'insertion du mésentere une perforation elliptique de 3 millimètres sur 1. Les tuniques paraissent enlevées à l'emporte-pièce.

Immédiatement autour de cette perforation, dans une zone grande comme une pièce de 2 francs, le péritoine viscéral est dépoli et parcouru par des arborisations vasculaires.

Le cæcum et le gros intestin présentent quelques plaques ulcérées, mais rares et non confluentes.

En outre, le gros intestin est rempli d'un sang noir et visqueux, très adhérent à la muqueuse et résistant au lavage. Il est impossible de trouver le vaisseau qui a donné lieu à l'hémorrhagie.

Les ganglions mésentériques sont volumineux, ramollis à la coupe et donnant par le raclage un suc rosé.

Estomac. — Dilaté, offre des bulles gazeuses qui soulèvent la muqueuse (putréfaction), pas trace d'ulcération, ni d'inflammation.

Pancréas. — Moyen, mou, rouge vif à la coupe.

Foie. — 1.280 grammes, mou et en état de putréfaction avancée. La vésicule biliaire est pâle et contient un liquide jaune très clair. Pas de calculs.

Reins et vessie. — Les reins sont volumineux, mous, pâles, leur décortication est facile. Sous la capsule apparaissent des taches pâles anémiques. La décomposition commence. La vessie et les testicules sont indemnes.

Larynx et poumons. — Le larynx a sa muqueuse sale mais ne présente pas trace d'inflammation. Pas d'épanchements dans les plèvres. Emphysème pulmonaire assez marqué au niveau des deux bords antérieurs. Sous la plèvre pariétale gauche, tout le long du bord postérieur du poumon, hémorrhagie ulcéreuse du volume d'une lentille.

Cœur. — Pas de liquide dans le péricarde. Pas de péricardite. Le cœur est de petit volume, surtout le ventricule droit qui est flasque. Le ventricule gauche est un peu revenu sur lui-même et ne contient pas trace de caillots. Les orifices sont sains. Dans l'oreillette droite, caillot cruorique gros comme un œuf de pigeon. La crosse de l'aorte et l'aorte thoracique sont souples, l'endartère a une coloration rouge d'imbibition.

Cerveau. — Stase légère dans les vaisseaux de la pie-mère, surtout au niveau de la convexité des hémisphères. Les ventricules sont dilatés, remplis de sérosité rosée. Décortication facile. Pas de lésions dans les parties centrales du cerveau. Le cervelet est ramolli par un commencement de décomposition cadavérique.

Observation V. — S.-D. R..., 17 ans. Fièvre typhoïde ataxo-adynamique. Décès par perforation intestinale.

Les personnes qui amènent la malade à l'hôpital nous disent que le 29 mars la jeune fille a éprouvé de violentes douleurs dans les jambes et dans la tête. Jusqu'au 31 mars la céphalalgie a persisté très intense.

Dans la nuit du 1er au 2 avril il y aurait eu du délire.

Le 2 avril elle quitte la pension où elle est et va passer la journée dans sa famille ; le soir, après le dîner, vomissements, et diarrhée.

Le mercredi 4 avril, un médecin lui administre un vomitif (2 grammes d'ipéca) qui donne lieu à des vomissements abondants d'apparence bilieuse et à d'abondantes selles. Les douleurs de jambe n'avaient pas cessé. Elle s'alite à cette date du 4 avril.

Elle est amenée à l'hôpital le mardi 10 avril dans l'après-imid. C'est une jeune fille robuste et bien constituée. Ce qui frappe tout d'abord chez elle c'est l'expression inquiète de sa physionomie; les yeux sont brillants, la voix est un peu nasonnée, la parole brève, la langue sèche, rouge, fendillée, gardant profondément marquée l'empreinte des dents, il existe un certain degré de surdité. T. à l'entrée 39°,8 ; P., 112, rapide dicrotisme très marqué.

Les avant-bras sont secoués de mouvements convulsifs, soubresauts des tendons. Le ventre est météorisé. Douleur très vive, a la pression de la fosse iliaque droite, gargouillement. Diarrhée abondante, couleur jaune d'ocre, assez fétide. Incontinence d'urine.

Potion : Laudanum....... } ââ XV gouttes.
Digitale......... }

5 cachets de naphtol et salicylate de bismuth (0,25 de chaque). 4 lotions froides alcoolisées.

Le 11. Délire d'action pendant la nuit. Agitation, cris, visions de personnes qu'elle veut suivre. Quelques taches rosées disséminées sur le thorax et l'abdomen. L'urine qu'on a pu recueillir est fortement albumineuse. La diarrhée persiste. T., 39°,5; P., 104. — Continuation des cachets de naphtol.

T. s., 39°,7; P., 120, fort, plein. Le délire persiste; la malade parle sans cesse, les yeux fixés dans le lointain, tendant les bras vers des personnes qui l'appellent et à qui elle répond en criant.

Dans l'après-midi, bain à 32°, la malade ne peut y être maintenue que dix minutes, tant son agitation est grande. La langue est sèche, noire, rétractée, dents fuligineuses. Nombreux râles ronflants et sibilants des deux côtés de la poitrine. — Ventouses sèches.

Potion :	Antipyrine...........	2 grammes.
	Teinture de digitale..	XV gouttes.
Lavement avec :	Hydrate de chloral....	2 grammes.
	Laudanum...........	XII gouttes.

Le 12. L'état est à peu près stationnaire. Le délire est moins violent; la malade s'assoupit pendant quelques instants pour se réveiller brusquement agitée et loquace. T. m., 37°,5; Pouls à 108, dicrote.

Soir. T. 38°,5; P. 130, petit, dur. La malade est affaissée

dans son lit, la face pâle. Météorisme considérable, diarrhée moins abondante. — Vésicatoire à l'épigastre.

Potion : Ether............ 2 grammes
Extrait thébaïque. 0 gr. 10

Lavement avec hydrate de chloral 2 gr. 50, laudanum XII gouttes dans le cas où le délire bruyant reparaîtrait.

Le 13 avril. L'abattement s'accentue. Dyspnée très forte, nombreux râles des deux côtés du thorax. T. 37°,5 ; P. 120, petit, filiforme, à peine perceptible. Les ailes du nez sont rétractées, les narines pulvérulentes. La langue sèche, raccornie, adhère au palais. — Ventouses sèches. Injections sous-cutanées d'éther.

Dans l'après-midi la prostration augmente encore, la malade se cyanose peu à peu, le pouls est imperceptible, les inspirations sont profondes, lentes, entrecoupées de hoquets.

La mort survient dans le coma à 3 heures du soir. T. une heure avant la mort, 40°,4. L'autopsie n'a pu être faite.

Observation VI. — C... M..., 23 ans, domestique. Fièvre thyphoïde ataxo-adynamique. Epistaxis fréquentes. Abcès de la fesse droite et de la région axillaire gauche. Eschare étendue du sacrum.

A la suite de malaises, courbature, vertiges, céphalalgie, constipation, inappétence, s'est alitée le mercredi 7 novembre.

Entre à l'hôpital le 14 novembre au 7e jour de sa maladie.

Actuellement, la malade se plaint surtout de bourdonnements d'oreille et d'une grande faiblesse. T. à l'entrée 40°,3, pouls rapide, fort, plein. Léger degré de météorisme. Diarrhée peu abondante, très fétide. Douleur et gargouillement dans la fosse iliaque droite. Quelques taches rosées disséminées sur l'abdomen et la partie antérieure du thorax. — Lait, grogs.

Potion : Laudanum... } ââ 1 gramme.
Digitale...... }

Le 15. a eu une nuit assez tranquille malgré un peu de délire ; ce matin elle marmotte entre ses dents. Langue sèche, rouge. Epistaxis ce matin. Agitation le soir, la malade veut sortir de son lit. T. 40°,8. Antipyrine, 2 gr. 50. 3 lotions alcoolisées par jour, lavages fréquents de la langue, des lèvres avec de l'eau acidulée de citron.

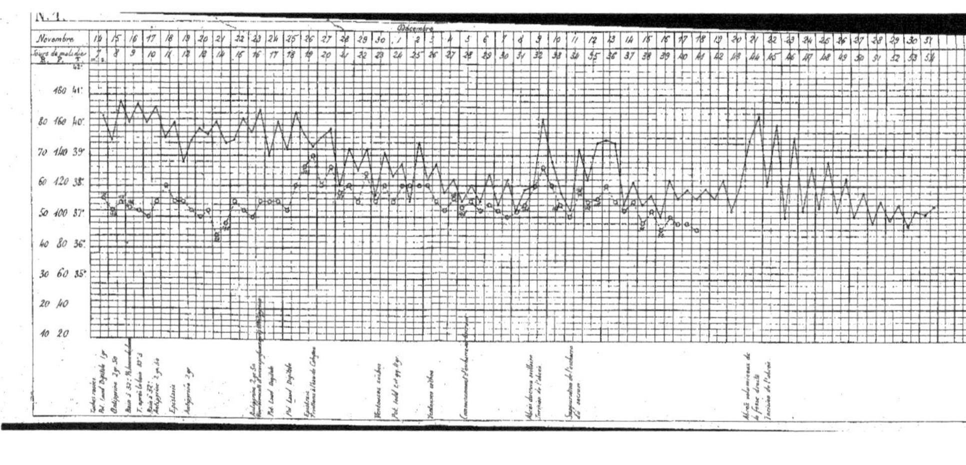

Le 16. Même état. T. m. 40°,1. Dans la journée un bain à 30° d'une 1/2 heure de durée. Après le bain 38°,3, pas de selles. Lavement purgatif le soir.

Le 17. Température toujours élevée. Agitation. Délire de parole. Un bain à 30° d'une demi-heure. T. après le bain, 39°,5. La malade a eu deux selles abondantes pendant la nuit après le lavement purgatif. Albumine dans les urines. Nuage léger par l'acide azotique à froid.

Le 18. Trémulation marquée des lèvres. Soubresauts des tendons. Epistaxis assez abondante. Pouls rapide. Dicrotisme. — 3 grammes d'antipyrine.

Le 19. Abaissement assez notable de la température qui est de 38°,8 ce matin. P. régulier, 100. Pas de selles depuis hier soir. Lavement purgatif. La malade est agitée le soir, elle se tourne constamment dans son lit et veut se lever. — 2 grammes d'antipyrine.

Le 20. Nuit bonne. L'agitation a fait place à un abattement assez notable. Parlotage.

Le soir. T. 39°,7 ; P. 100.

Le 21. T. matin, 40°,1. P. ralenti à 88. Météorisme. Selles abondantes et fétides. — 3 grammes d'antipyrine dans la journée.

T. soir, 39°,4. P. 96.

Le 23. T. soir, 40°,5. P. 112. Diarrhée fétide et abondante. — Antipyrine 2 gr. 50. Après l'antipyrine, vomissements de couleur jaune verdâtre, sueurs profuses, frissonnements.

Le 24. La malade est abattue. La langue est sèche et rouge à la pointe, rapetissée et couverte sur sa face dorsale d'un enduit noirâtre, épais et difficile à détacher. T. 39°. P. 112. Météorisme toujours très marqué. Diarrhée fétide. — 4 cachets de naphtol et de salicylate de bismuth.

T. soir, 40°,1. P. 112. Agitation.

Potion : Laudanum......... } ââ 1 gramme.
Digitale.......... }

Le 25. Epistaxis le matin. T. 39°,2. P. 104.

T. soir, 40°,4. P. 120. Trois selles fétides et brunes dans la journée. — Continuation de la potion de digitale.

Le 26. Délire dans la nuit, s'est levée à plusieurs reprises pour aller rejoindre des personnes qui l'attendent. Ce matin physionomie animée, yeux brillants, face rouge, surtout aux pommettes. Langue rouge et sèche. T. 39°,7. P. 128. Epistaxis se reproduisant à chaque mouvement que fait la malade. On obture les deux narines par des tampons de coton hydrophile imbibés d'eau additionnée de perchlorure de fer. Bain à 32°, une demi-heure de durée.

T. soir, 39°,3. P. 140. Abattement marqué. La malade est étendue sur son lit dans le décubitus dorsal, inerte et ne répond pas aux questions posées, sa figure exprime l'ennui lorsqu'on lui adresse la parole. Le météorisme est toujours accusé. Les selles un peu moins fréquentes. La rate est hypertrophiée et la région splénique est douloureuse.

Potion :	Laudanum..........	} ââ 1 gramme.
	Digitale............	
	Ether..............	2 —

Frictions sur le corps et les membres avec eau de Cologne.

Le 27. T. matin, 39°,6. P. 120. L'abattement persiste quoique un peu moins marqué. Deux selles seulement dans la nuit, mais très fétides. — Continuation de la potion avec éther, laudanum et digitale et des frictions à l'eau de Cologne.

Le 28. La malade est calme. Elle a passé une assez bonne nuit.

T. matin, 38°. P. 118. Le météorisme est moins accusé. Les selles sont toujours noirâtres et fétides.

T. soir, 29°,2. P. 120. — Même potion.

Le 29. La température a subi un abaissement notable, le plateau thermique se maintient entre 38°,5 et 39°2 avec des maxima diminués d'un degré sur ceux du septenaire précédent. Le météorisme a presque totalement disparu. La langue est toujours sèche et rouge, le pouls toujours accéléré et il existe encore un certain degré d'abattement.

Le 30. Un peu d'oppression. Pommettes rouges. Foyer de râles crépitants fins au tiers inférieur gauche. Râles de bronchites disséminés des deux côtés. Plus de météorisme. La diarrhée a cessé. T. 37°,7. P. 112. — Ventouses sèches.

1er décembre. La malade demande à manger. T. matin, 37°,5. Deux potages et deux œufs sans pain. — Potion Todd avec extrait quinquina, 4 grammes. Le ventre est souple. La douleur à la pression n'existe plus.

Le 3. Les râles de bronchite sont plus nombreux et plus intenses, surtout en avant. Les râles crépitants fins ont disparu pour faire place à un bruit de souffle assez rude. — Ventouses sèches.

Le 5. La malade commence à manger un peu de viande. Au niveau du sacrum, rougeur diffuse sur une étendue large comme la paume de la main avec, au centre, une zone d'induration plus foncée, du diamètre d'une pièce de 5 francs.

Le 9. T. matin, 38°. P. 120.

T. soir, 40°,2. P. 128. On constate dans le creux axillaire gauche une saillie volumineuse à sommet d'un rouge violacé, grosse comme une orange et nettement fluctuante ; jusqu'à ce jour la malade n'avait accusé aucune douleur de ce côté. Une incision, pratiquée au point le plus fluctuant, laisse échapper un verre à bordeaux d'un pus jaunâtre et fétide. — Pansement iodoformé.

Le 12. L'eschare du sacrum s'élimine; elle suppure assez abondamment. On déterge la plaie formée par la chute de l'eschare, on lave avec la solution de chloral et on panse à l'iodoforme. La plaie de l'aisselle suppure à peine.

Le 21. Elévation notable de la température. T. m., 39°,5 ; T. s., 40°,3. Au niveau de la région fessière où la malade accuse de la douleur, on constate l'existence d'une tuméfaction du volume des deux poings, à base dure, à sommet arrondi. La peau à ce niveau est rouge, tendue, luisante. Fluctuation profonde.

Le 22. Après lavage à l'eau phéniquée au 1/40° de la région, on pratique une large incision au point où la fluctuation est la plus marquée, parallèle aux muscles, incision qui laisse échapper un flot de pus bien lié et fétide. On lave la cavité de l'abcès avec la solution phéniquée forte et on laisse un drain à demeure. Pansement ouaté. Compressif.

Le 28. Le pansement de la fesse, renouvelé déjà le 25, est enlevé. La plaie a bon aspect et ne suppure pas. On enlève le drain. Pansement iodoformé. La plaie de l'aisselle est complètement cicatrisée, l'eschare du sacrum est en bonne voie.

1er janvier. La plaie de la région fessière est fermée; l'eschare du sacrum n'est pas plus large qu'une pièce de un franc; l'état général est bon. La malade mange avec appétit, elle commence à se lever. — 24 février. Elle sort guérie.

Observation VII. — G., H..., 15 ans. Fièvre typhoïde. Bronchite généralisée. Broncho-pneumonie du lobe inférieur droit. Atrophie des muscles des éminences thénar.

Malade depuis le 19 août. Début par céphalalgie, vertiges, inappétence, diarrhée. Fièvre le soir, rêvasseries. Vient à la consultation le lundi 22 août ; entre le même jour à l'hôpital. T. à l'entrée, 39°,6. Langue recouverte d'un épais enduit blanchâtre, rouge à la pointe et sur les bords. Pouls fort, plein, accéléré, 104. Insomnie.

Potion : Laudanum.......... } ââ XV gouttes
Digitale .... }

Lait, grogs.

23 août. Le matin, T. 40°. La malade a eu une nuit calme. Langue sèche. Bain dans l'après-midi, à 32°, d'une durée de trois quarts d'heure. Après le bain, T. 39°,4. Le soir, T. 40°,2.

Le 25. Pas de selles dans la journée. Lavement purgatif ce soir.

Le 26. Pommettes rouges, langue sèche, fendillée, yeux brillants, pouls assez fort, rapide à 104. On note la présence d'un certain nombre de taches rosées disséminées sur la poitrine et l'abdomen. Deux selles dans la nuit, après le lavement purgatif.

Le 27. T. matin, 40°,7. Bain à 32° de trois quarts d'heure de durée. Après le bain, T. 39°,2.

Le soir, T. 40°,2. Léger degré de météorisme. Deux selles dans la journée.

Le 28. T. matin, 40°,4. — 2 gr. 50 d'antipyrine en 5 cachets. T. soir, 39°,1.

Le 30. La malade est abattue. Pouls petit, rapide, 120. Météorisme considérable. Oppression marquée. La malade tousse et se plaint du côté droit. Expectoration presque nulle. Quelques crachats jaunâtres adhérents au vase. A l'auscultation, nombreux râles de bronchite des deux côtés de la poitrine. — Ventouses sèches en arrière à droite.

Le soir, oppression plus marquée. — 2 grammes d'ipéca pour le soir.

Le 31. Légère diminution de l'oppression, persistance du point de côté. — Ventouses sèches. — Météorisme toujours accusé. La diarrhée est modérée, 3 à 4 selles dans la journée, de

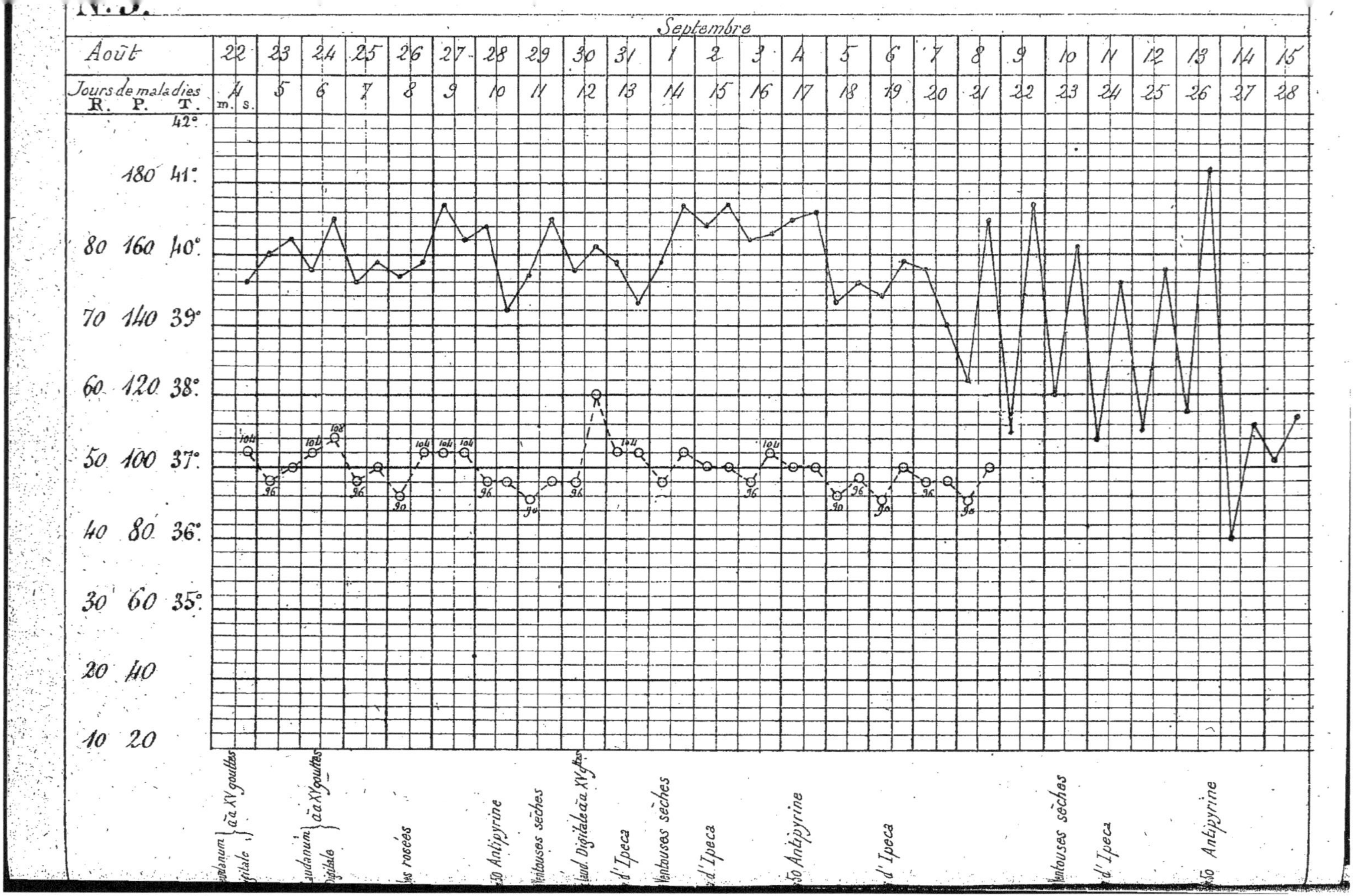

N. 3.

Août											Septembre														
Août	22	23	24	25	26	27	28	29	30	31	1	2	3	4	5	6	7	8	9	10	11	12	13	14	15
Jours de maladies	4	5	6	7	8	9	10	11	12	13	14	15	16	17	18	19	20	21	22	23	24	25	26	27	28

R. P. T. — m. s.

R.	P.	T.
		42°
	180	41°
80	160	40°
70	140	39°
60	120	38°
50	100	37°
40	80	36°
30	60	35°
20	40	
10	20	

…udanum / …gitale } ãa XV gouttes

…audanum / Digitale } ãa XV gouttes

…es rosées

…50 Antipyrine

Ventouses sèches

…laud. Digitale ãa XV g^ttes

…d'Ipeca

Ventouses sèches

…d'Ipeca

…50 Antipyrine

…d'Ipeca

Ventouses sèches

…d'Ipeca

…50 Antipyrine

couleur noirâtre, très fétides. — 4 cachets de naphtol et de salicylate de bismuth (0,25 de chaque).

Le soir, à l'auscultation, foyer de râles sous-crépitants fins au niveau du tiers inférieur droit. — Ventouses sèches.

2 septembre. Epistaxis assez abondante le matin. T. 40°,4, — 2 grammes d'antipyrine. — Oppression toujours assez marquée. Expectoration nulle. Diarrhée abondante dans la nuit. Météorisme accusé. — 2 grammes d'ipéca. Continuation des cachets de naphtol.

Le 3. Météorisme un peu moindre. Diarrhée abondante, noirâtre, fétide. Persistance des râles sous-crépitants à droite en arrière; râles de bronchite disséminés des deux côtés.

Le 10. Le météorisme a presque disparu, le ventre est assez souple, diarrhée modérée, deux selles par jour. Disparition des râles sous-crépitants, persistance des râles de bronchite. Souffle au tiers inférieur droit; l'oppression, quoique diminuée, gêne encore la malade, douleur modérée, exagérée dans les inspirations profondes; expectoration nulle. — Ipéca 2 gr. ce matin, ventouses sèches dans l'après-midi.

Le 13. Depuis le 10, la température oscille entre 37°,9 et 40°,5; la diarrhée a complètement cessé, plus de météorisme; la malade n'est pas très affaiblie, la langue est rouge, un peu sèche.

Le soir, la température est remontée brusquement à 41°,2. La malade se plaint beaucoup du ventre qui est très douloureux à la pression et légèrement météorisé. Pouls petit, très fréquent, 128, pas de selles dans la journée, un vomissement de couleur jaunâtre. — Lavement purgatif pour ce soir. Glace sur le ventre, 2 gr. 50 d'antipyrine.

Le 14. Abaissement considérable de la température qui est de 36° dans l'aisselle, de 36°,9 dans le rectum. Sueurs profuses pendant et après l'administration de l'antipyrine, pouls régulier, fréquent, 104.

Le 15. Amélioration sensible, pas de fièvre.

Le soir, T., 37°,6. Disparition totale des râles, persistance du souffle en arrière à droite. Une seule selle dans la journée. Le ventre est encore un peu douloureux et légèrement météorisé. — Continuation de la glace.

Le 16. L'amélioration se maintient. Langue humide, rosée,

pouls régulier, 90, disparition des taches rosées. — Potion Todd, extrait quinquina 4 grammes.

Le 20. La malade se sent bien, elle demande à manger. On lui permet deux œufs, des bouillons et des potages. — Continuation de la potion de Todd.

Petite eschare au niveau de l'extrémité inférieure de la malléole externe du côté droit. — Pansement iodoformé.

Le 27. L'eschare est cicatrisée. La malade commence à se lever, amaigrissement très marqué; les muscles des éminences thénar sont notablement atrophiés, l'atrophie est surtout marquée à la main droite.

24 novembre. La malade sort bien portante et ayant repris de l'embonpoint.

Observation VIII. — P... M., 30 ans. Fièvre typhoïde. Rechute au 38e jour.

Malade depuis le 28 mai, début par céphalalgie, épistaxis, diarrhée, sommeil troublé par des révasseries, fièvre le soir. Entre à l'hôpital le 2 juin au soir, T. à l'entrée 39°,8. Langue sèche, rouge à la pointe et sur les bords, pouls fort, plein, rapide. Peau chaude, sèche. Diarrhée modérée, douleur au niveau de la fosse iliaque droite, gargouillement. Taches rosées abondantes, sur la poitrine et l'abdomen. Toux sèche, quinteuse, fatiguant beaucoup la malade, quelques râles de bronchite disséminés à droite et à gauche, en arrière. Insomnie.

Potion : Laudanum.... } āā 1 gramme.
Digitale....... }

4 juin. La malade est affaissée dans son lit. Langue sale, fendillée, sèche. T. m., 39. Pouls rapide, assez fort, à 128; il existe une surdité assez marquée dont se plaint beaucoup la malade ; deux selles dans la nuit d'hier et deux aujourd'hui. Urine rare, foncée, d'une densité de 1,019, albumine, trouble notable par l'acide azotique à froid.

Le 5. T. M., 39°,8. Agitation la nuit; la malade appelle à grands cris son enfant qu'elle voit en danger et au secours de qui elle veut aller.

T. S. 41°, 2. Pouls accéléré, assez fort. Oppression assez marquée, probablement d'origine nerveuse car on ne constate que très peu de râles à l'auscultation de la poitrine, et les urines sont plus abondantes quoiqu'encore albumineuses. — 3 grammes d'antipyrine, la température est à 39°,1.

Le 6. T. M. 38°, 1. Pouls ample, assez rapide. Abattement; sueurs abondantes localisées à la face et à la partie supérieure de la poitrine. Incontinence de l'urine et des matières. Langue sèche et rouge.

T. S. 40°, 2. — Antipyrine 3 grammes le soir. Après l'antipyrine 39°,9. Vomissements bilieux assez abondants après l'antipyrine.

Le 7. T. M. 39°,2. Pouls rapide, assez irrégulier à 116. Agitation, la malade est toujours poursuivie par l'idée d'un danger que court sa fille, elle veut sortir de son lit, pleure et implore à grands cris les personnes qui la maintiennent. — Bain ce matin à 30° d'une demi-heure de durée. Après le bain 38°,9.

T. S. 39°. La malade est plus calme, la langue est un peu moins sèche, un peu de météorisme, la diarrhée est abondante, six selles dans la journée. 4 cachets de naphtol et de salicylate de bismuth.

Le 8. Amélioration notable. La malade est calme, elle a l'air reposé; le pouls est à 104, la température à 38°,3; deux selles seulement dans la nuit.

T. S. 39°,5, pouls à 104, pas de selles dans la journée. L'urine renferme toujours une certaine quantité d'albumine.

Le 9. Nuit assez calme, pas de selles. Lavement purgatif ce matin qui donne lieu à deux selles copieuses. Langue humide, pouls calme à 96.

Le 17. L'amélioration s'est accentuée ; la température s'est abaissée régulièrement, oscillant entre 38°,7 et 39°,5 ; ce matin elle est à 37°,1, la défervescence est donc complète au 22e jour, on commence à alimenter la malade, œufs, potages. — Pot. Todd, Extr. quinquina, 4 grammes.

4 juillet. La malade qui était en pleine convalescence et qui se levait depuis 4 à 5 jours à une épistaxis abondante ce matin T. 38°, 4. Diarrhée dans la journée. Douleurs de tête, bourdonnements d'oreilles. Inappétence.

T. S. 39°,2; P. accéléré, 100. Suppression des aliments. Régime lacté.

Le 5. La nuit a été absolument sans sommeil. T. M. 38°, 5.

Douleurs abdominales assez vives. — Pot. avec KBR., 2 grammes.

Le 6. T. M. 38°,3, la malade a dormi un peu ; deux selles liquides et jaunâtres dans la nuit. Elle a vomi a deux reprises, ces vomissements sont uniquement constitués par du lait coagulé.

T. S., 39°,3 pouls régulier, légèrement accéléré, continuation de la potion bromurée.

Le 7. Nuit bonne, une selle dans la nuit; pas de vomissements.

Le 10. T. M., 37°,2, la malade se sent bien et réclame des aliments ; on lui autorise deux œufs sans pain, du bouillon.

Le 11. L'apyrexie est complète, état satisfaisant; constipation, lavement purgatif.

Le 27. La malade sort guérie.

Observation IX. — D... P..., 25 ans, jardinier. Entré le 24 juillet 1890. Fièvre adynamique. — Hémorrhagies intestinales.

Vers le 12 juillet le malade a éprouvé de fréquents malaises consistant en courbature, céphalalgie persistante, perte de l'appétit, insomnie, vertiges. Il s'alite le 16 juillet, se fait soigner chez lui (sulfate de quinine, purgatifs) jusqu'au 24, jour de son entrée.

L'état à l'entrée est le suivant : physionomie hébétée, il faut lui parler haut à l'oreille pour qu'il réponde. Parole tremblée. Langue blanchâtre à sa face dorsale, rouge à la pointe et sur les bords, agitée d'une trémulation très marquée. Pouls petit, rapide, nettement dicrote. T., 39°,4.

Potion : Laudanum....... } ââ 1 gramme.
Digitale......... }

Lotions froides alcoolisées avec alcool camphré. Lavages fréquents des lèvres et de la langue avec de l'eau acidulée de jus de citron. Lait et grogs.

Le 25. Le malade a passé toute la nuit à marmotter entre ses dents des paroles inintelligibles, éruption assez abondante de taches rosées disséminées sur le thorax et l'abdomen, pas de selles depuis l'entrée, météorisme. Lavement ce matin avec deux cuillerées à soupe de glycérine ; 2 selles abondantes, ionrâtres, très fétides.

Le 2 août. L'état d'abattement est toujours très accusé la température baisse régulièrement depuis quelques jours, la diarrhée s'est établie abondante et fétide; incontinence de l'urine et des matières. On donne au malade quatre cachets de naphtol et de salicylate de bismuth (0 gr. 25 de chaque).

Le 5. La température remonte. Quelques râles de bronchite disséminés des deux côtés de la poitrine. Eschare à la région sacrée, large comme la paume de la main. Soubresauts des tendons. Le météorisme a augmenté. La diarrhée est moins abondante, mais toujours très fétide.

Le 12. Le météorisme a encore augmenté. Selles peu abondantes, noirâtres, ayant l'apparence de goudron. Charbon de Belloc.

Le 14. Dans l'après-midi, le malade a rendu dans le bassin une quantité de sang rouge noir qu'on évalue à 500 grammes. T. 36°,4. Pouls petit, filiforme. Face pâle, traits légèrement tirés. Le météorisme est moins accusé. A la pression de la fosse iliaque droite le malade accuse une douleur assez vive pour lui arracher des plaintes sourdes. Potion : ergotine 1 gr. Glace sur l'abdomen.

Le 15. Dans la nuit le malade a eu, à trois reprises, des selles fortement colorées en rouge noir. On lui fait une injection sous-cutanée de 1 gramme d'ergotine de Bonjean. Continuation de la glace. — Potion avec 0,15 centigrammes d'extrait thébaïque. Potion de Todd avec 4 grammes d'extrait de quinquina. Abattement considérable. T. matin, 36°. Pouls faible, à peine perceptible. 2 injections sous-cutanées d'éther dans la matinée.

Le soir, la température est un peu remontée, elle est à 37°,8. Pouls assez fort, régulier. Pas de selles dans la journée. Encore un peu de météorisme.

Le 17. Pas de selles dans la nuit. Aspect meilleur quoique l'abattement soit encore marqué. On remplace les lotions alcoolisées par des frictions pratiqués sur des membres, et la poitrine avec le baume de Fioraventi. T. 39°,4.

Le 18. Pas de selles. Lavement ce matin avec deux cuillerées de glycérine. L'eschare du sacrum est en bonne voie, le malade est plus animé, il se sent mieux et répond aisément aux questions posées. Il n'éprouve pas de douleur. La T. est de 37°,6. Le pouls assez fort, régulier.

A dater de ce jour, la défervescence se fait régulièrement, elle est complète au 37e jour de la maladie. On donne au malade deux œufs et du bouillon sans pain. Constipation à laquelle on remédie par des lavements à la glycérine.

30 août. Le malade mange régulièrement du pain, de la viande et des œufs; comme boisson, du lait. On remplace la potion de Todd par 5 pilules de quinquina.

2 septembre. Le malade se lève.

Le 30. Il sort complètement guéri.

Observation X. — R... B.., fille, 10 ans. Entre à l'hôpital le 4 septembre, malade depuis neuf jours pleins. Début par sentiment de grande lassitude, diarrhée, vertiges, épistaxis, délire la nuit. A l'entrée langue sèche, rouge, pouls rapide, un peu faible; diarrhée abondante et très fétide (huit selles dans la journée), agitation. Tremblement des lèvres. — 3 lotions alcoolisées. Lait, grogs.

Potion : Laudanum.... X gouttes.
Teint. digitale. XII —

Le 15. La température a tendance à baisser, l'état est assez bon, mais la malade se plaint sans cesse de douleurs dans les membres et le long de la colonne vertébrale. — Antipyrine, 2 grammes.

Le 22. La température est remontée. On constate au niveau du sacrum, la présence d'une rougeur diffuse avec induration de la peau sur une étendue large comme la paume de la main.

2 octobre. Apparition aux deux talons et au niveau des régions trochantériennes droite et gauche d'une rougeur sombre avec tension de la peau et douleur à la pression. La malade commence à refuser toute alimentation, elle crie sans cesse. Insomnie absolue. La peau au niveau des apophyses épineuses est également rouge et la pression y est douloureuse.

Le 20. Les eschares des régions signalées sont en voie d'élimination. L'émaciation et la faiblesse sont extrêmes. Mouvement fébrile à grandes oscillations.

La malade est dans un état de maigreur squelettique; les arcades zygomatiques fortement saillantes tendent la peau des joues qui sont ridées comme celles d'un vieillard; les cuisses peuvent être embrassées entre le pouce et l'index, les bras mesurent une circonférence de 9 centimètres.

L'enfant est dans le décubitus latéral droit, les cuisses fléchies sur le ventre, les jambes fléchies sur les cuisses. Les apophyses épineuses des vertèbres saillent fortement et les muscles des gouttières vertébrales atrophiés, forment de chaque côté deux fossés profonds. La peau au niveau de chacune des apophyses épineuses est le siège d'une ecchymose de couleur lie de vin, le bord cubital des deux mains, les coudes, les deux talons et les bords extérieurs des pieds sont le siège d'eschares peu étendues mais assez profondes. Au niveau du sacrum, eschare large de 8 centimètres, haute de dix. A la région trochantérienne gauche eschare mesurant 15 centimètres dans le sens vertical, 9 dans le transversal ; au niveau du trochanter droit eschare large comme une pièce de cinq francs, mais assez profonde. Il y a de l'incontinence des matières et de l'urine.

De plus la malade refuse toute nourriture; elle pleure et crie sans cesse, chaque mouvement spontané ou provoqué est l'occasion de cris de douleur.

En présence du refus absolu de prendre aucune nourriture, on alimente l'enfant au moyen de la sonde œsophagienne, introduisant ainsi deux fois par jour un mélange alimentaire ainsi composé :

Lait. . . . . 500 grammes
Œufs battus. 2
Poudre de viande, . . 2 cuillerées à soupe.
Extrait de quinquina. . 2 grammes.

On alimente ainsi pendant cinq jours, à ce moment la petite malade demande d'elle-même à manger seule, et depuis elle fait par jour quatre repas. Dans l'intervalle lait et grogs.

Les eschares sont pansées ainsi : après lavage avec une solution de chloral on saupoudre d'iodoforme et on enveloppe d'une couche épaisse d'ouate; tout le tronc et les membres sont enveloppés d'ouate; inutile d'ajouter que l'enfant est sur un matelas d'eau.

5 novembre. L'appétit se maintient développé et régulier; la petite malade demande elle-même le bassin pour ses besoins, la figure a repris de la vie, elle rit volontiers; — à la face, l'amaigrissement est un peu diminué, les eschares des talons

et des coudes sont en bonne voie, l'eschare sacrée se répare lentement ainsi que celle du trochanter gauche. Depuis qu'il n'y a plus incontinence des matières et de l'urine le pansement n'est renouvelé que tous les deux jours, on a remplacé l'iodoforme par le naphtol camphré.

Observations résumées, personnelles et inédites.

1. — M..., Cl., fille, 29 ans. Entrée le 5 mars 1888, au 11e jour. Sortie guérie le 31 mai. Taches rosées lenticulaires constatées à l'entrée. Fièvre typhoïde ataxo-adynamique ; forme prolongée. Vomissements bilieux. Albuminurie. Phlébite de la jambe gauche. Eschares étendues de la région sacrée et de la région trochantérienne droite.

2. — B..., Math., fille, 24 ans. Entrée le 12 mars 1888, au 8e jour. Sortie guérie le 14 mai. Taches rosées constatées à l'entrée. — Fièvre typhoïde à forme thoracique. Bronchite intense généralisée dès le début.

3. — St-D..., R., fille, 17 ans. Entrée le 10 avril 1888, au 7e jour. Décédée le 13 avril. Taches rosées constatées le 8e jour. — Fièvre typhoïde ataxo-adynamique grave. Amenée dans le collapsus. Péritonite par perforation probable.

4. — J..., A., fille, 21 ans. Entrée le 13 avril 1888, au 10e jour. Sortie guérie le 7 mai. Taches rosées à l'entrée. — Fièvre typhoïde à forme abdominale.

5. — H..., Au., fille, 23 ans. Entrée le 7 mai 1888, au 11e jour. Sortie guérie le 11 juin. Taches rosées à l'entrée. — Fièvre typhoïde à forme inflammatoire. Herpès labial.

6. — M..., E., fille, 23 ans. Entrée le 11 mai, au 5e jour. Sortie guérie le 14 juin. Taches rosées le 8e jour. — Fièvre typhoïde à forme abdominale. Diarrhée abondante, très fétide.

7. — S..., M., fille, 21 ans. Entrée le 17 mai, au 4e jour. Sortie guérie le 27 juin. Taches rosées au 8e jour. — Fièvre

typhoïde à forme abdominale. Rechute. La défervescence eut lieu à la fin du second septenaire, le 17 mai. Le 8 juin suivant rechute ayant duré trois septenaires.

8. — B..., G., homme, 20 ans. Entré le 17 juin, au 5e jour. Sorti guéri le 28 juillet. Taches rosées au 7e jour. — Fièvre typhoïde à forme abdominale. Météorisme considérable. Diarrhée très abondante.

9. — Entrée le 3 juin, au 9e jour. Sortie guérie le 8 juillet. Taches rosées à l'entrée. — Fièvre typhoïde à forme ataxo-adynamique. Délire, agitation. Vomissements bilieux. Albuminurie.

10. — H..., Ph., homme, 22 ans. Entré le 19 mai, au 8e jour. Sorti guéri le 30 septembre. Taches rosées constatées à l'entrée. — Fièvre typhoïde ataxo-adynamique grave d'une durée de huit septenaires. Epistaxis répétées. Hémorrhagie intestinale au 24e jour. Eschares de la région sacrée et de la région trochantérienne droite. Adénite inguinale droite.

11. — L..., G., homme, 25 ans. Entré le 28 juin, au 6e jour. Sorti guéri le 28 juillet. Taches rosées au 7e jour. — Fièvre typhoïde à forme abdominale. Défervescence au 14e jour. Récidive le 17 juin, d'une durée de huit jours.

12. — B..., Ar., homme, 12 ans. Entré le 30 juin, au 8e jour. Sorti guéri le 12 août. Taches rosées à l'entrée. Fièvre typhoïde à tendance adynamique. Prostration marquée. Faiblesse du pouls et des battements du cœur.

13. — W..., E., fille, 13 ans. Entrée le 4 juillet, au 8e jour. Sortie guérie le 19 août. Taches rosées à l'entrée. — Fièvre typhoïde ataxo-adynamique. Défervescence au 21e jour. Rechute le 29e jour ayant duré deux septenaires.

14. — B..., C., femme, 30 ans. Entrée le 8 juillet, au 8e jour. Sortie guérie le 12 août. Taches rosées à l'entrée. — Fièvre typhoïde à forme adynamique. Bronchite intense généralisée au 13e jour.

15. — P...; M., homme, 27 ans. Entré le 9 juillet au 9e jour. Sorti guéri le 18 août. Taches rosées à l'entrée. — Fièvre typhoïde à forme ataxo-adynamique. Epistaxis répétées. Pleurésie droite.

16. — G..., Cl., femme, 48 ans. Entrée le 30 juillet au 6e jour. Sortie guérie le 8 septembre. Taches rosées le 8e jour. — Fièvre typhoïde à forme adynamique.

17. — P..., Aug., fille, 6 ans. Entrée le 2 août, au 8e jour. Sortie guérie le 27 septembre. Taches rosées à l'entrée. — Fièvre typhoïde à forme abdominale avec tendance à l'adynamie.

18. — D..., Alb., homme, 15 ans, entré le 7 août, au 7e jour, sorti guéri le 8 septembre, taches rosées à l'entrée, fièvre typhoïde à forme abdominale.

19. — L..., Den., fille, 14 ans, entrée le 17 août au 11e jour, sortie guérie le 14 octobre, taches rosées à l'entrée, fièvre typhoïde à forme ataxo-adynamique. Délire violent. Angine et pharyngite.

20. — M..., J., fille, 19 ans. Entrée le 12 août au 5e jour, sortie guérie le 21 octobre. Taches rosées le 7e jour. Fièvre typhoïde à forme gastro-abdominale. Vomissements verdâtres. Albuminurie. Diarrhée extrêmement fétide.

21. — B..., A., homme, 12 ans. Entré le 23 août au 6e jour. Sorti guéri le 30 septembre. Taches rosées au 8e jour. Fièvre typhoïde à forme abdominale. Rechute au 30e jour. La défervescence avait eu lieu au 21e jour.

22. — D..., M., femme, 48 ans. Entrée le 11 septembre au 5e jour. Sortie guérie le 28 octobre. Taches rosées le 7e jour Fièvre typhoïde à forme abdominale. Diarrhée abondante. météorisme, douleurs abdominales vives.

23. — G..., M., fille, 19 ans. Entrée le 8 octobre au 9e jour. Sortie guérie le 30 octobre. Taches rosées à l'entrée. Fièvre

typhoïde à forme thoracique d'emblée. Broncho-pneumonie au 1/3 moyen du côté droit.

24. — G..., M., fille, 19 ans. Entrée le 21 octobre au 9e jour, sortie guérie le 23 novembre. Taches rosées à l'entrée. Fièvre typhoïde à forme abdominale.

25. — C..., M., fille, 24 ans. Entrée le 14 novembre au 7e jour, sortie guérie, le 25 février, 89. Taches rosées à l'entrée. Fièvre typhoïde ataxo-adynamique prolongée. Epistaxis fréquentes. Albuminurie. Bronchite intense au 23e jour. Abcès de la région fessière droite et de la région axillaire gauche. Eschares au sacrum.

26. — C..., H., fille, 13 ans. Entrée le 16 novembre au 8e jour, Sortie guérie le 14 janvier 89. Taches rosées à l'entrée. Fièvre typhoïde à forme gastro-abdominale. Eruption de plaques érythémateuses confluentes due vraisemblablement à l'antipyrine au 22e jour.

27. — G..., L., fille, 17 ans. Sortie guérie le 14 janvier, 89. Taches rosées à l'entrée. Fièvre typhoïde à forme ataxo-adynamique.

28. — S..., M., fille, 16 ans. Entrée le 13 janvier 89, pour chloro-anémie. Contracte la fièvre typhoïde dans la salle. Sortie guérie le 18 avril. Taches rosées le 9e jour. Fière typhoïde à forme nerveuse. Deux récidives l'une au 12e jour, l'autre au 33e jour.

29. — B..., A., homme, 23 ans. Entrée le 10 février au 5e jour, Sorti guéri le 25 avril. Taches rosées le 7e jour. Fièvre typhoïde à tendance adynamique. Epistaxis répétées. Amygdalite. Bronchite généralisée au 16e jour.

30. — L..., J., homme, 22 ans. Entré le 15 février au 6e jour. Sorti guéri le 8 mars. Taches rosées au 7e jour. Fièvre typhoïde à forme gastro-abdominale. Diarrhée très abondante, fétide. Vomissements d'apparence bilieuse.

31. — L..., E., homme, 11 ans. Entré le 27 février au 7e jour. Sorti guéri le 11 mai. Taches rosées à l'entrée. Fièvre typhoïde ataxo-adynamique. Epistaxis. Albuminurie. Bronchite généralisée au 16e jour.

32. — M..., E., fille, 22 ans. Entrée le 6 mars au 3e jour. Sortie guérie le 22 avril. Taches rosées le 8e jour. Fièvre typhoïde à forme gastro-abdominale. Vomissements. Albuminurie. Phlébite de la jambe droite au 16e jour.

33. — C..., Ar., fille, 22 ans. Entrée le 8 mars au 6e jour. Sortie guérie le 28 avril. Taches rosées le 8e jour. Fièvre typhoïde à forme gastro-abdominale. Vomissements jaunâtres. Tendance à la constipation.

34. — S..., C., fille, 5 ans. Entrée le 11 mars au 4e jour. Sortie guérie le 28 avril. Taches rosées le 8e jour. Fièvre typhoïde. ataxo-adynamique. Alternative de délire et de dépression. Eschares du sacrum. Toux coqueluchoïde. Bronchite légère.

35. — B..., M., femme, 25 ans. Entrée le 6 avril au 6e jour Décédée le 16 juillet. Taches rosées au 7e jour. Fièvre typhoïde ataxo-adynamique grave. Météorisme accusé. Carphologie. Incontinence de l'urine et des matières. Phlébite du membre inférieur droit. Eschares énormes et précoces de la région sacrée, des trochanters, des talons.

A l'autopsie les ulcérations de l'intestin sont entièrement cicatrisées, un caillot volumineux oblitère la veine cave inférieure.

36. — B..., G., homme, 19 ans. Entré le 14 mai au 10e jour. Sorti guéri le 8 juin. Taches rosées à l'entrée. Eruption abondante. Fièvre typhoïde à forme gastro-abdominale. Vomissement bilieux. Diarrhée fétide.

37. — B..., H., homme 24 ans. Entré le 25 mai au 9e jour. Sorti guéri le 5 juin. Taches rosées à l'entrée. Fièvre typhoïde à forme abdominale.

38. — B..., M., femme, 30 ans. Entrée le 3 juin au 8e jour. Sortie guérie le 10 juillet. Taches rosées à l'entré. Eruption abondante. Fièvre typhoïde à forme abdominale. Rechute au 38e jour. Température hyperpyrétique pendant le deuxième septenaire. Eruption symétrique de taches érythémateuses aux bras et aux avant-bras, due vraisemblablement à l'antipyrine.

39. — S..., M., femme, 28 ans. Entrée le 8 juin au 5e jour. Fièvre typhoïde à forme thoraco-abdominale. Diarrhée très fétide. Bronchite généralisée.

40. — C..., M., femme, 26 ans. Entrée le 22 juin au 9e jour. Sortie guérie le 15 août. Taches rosées à l'entrée. Fièvre typhoïde à forme prolongée. Température très élevée pendant tout le troisième septenaire.

41. — P..., L., fille, 16 ans. Entrée le 28 juin au 5e jour, sortie guérie le 16 août. Taches rosées au 8e jour. Fièvre typhoïde à forme abdominale. Diarrhée très abondante et très fétide.

42. — P..., M., femme, 31 ans. Entrée le 1er juillet au 6e jour, sortie guérie le 29 juillet. Taches rosées au 8e jour. Fièvre typhoïde à forme thoracique. Bronchite généralisée dès le début. Toux quinteuse. Expectoration sanguinolente.

43. —L..., E., femme, 27 ans. Entrée le 15 juillet au 9e jour, sortie guérie le 10 août. Taches rosées à l'entrée. Fièvre typhoïde à forme inflammatoire simple.

44. — L..., A., homme, 16 ans. Entré le 17 juillet au 8e jour, sorti guéri le 12 septembre. Taches rosées à l'entrée. Fièvre typhoïde à forme adynamique.

45. — R..., F., homme, 24 ans. Entré le 18 juillet au 3e jour, sorti guéri le 8 août. Taches rosées au 8e jour. Fièvre typhoïde ataxo-adynamique. Délire violent la nuit, abattement le jour. Carphologie. Soubresauts des tendons. Albuminurie.

46. — T..., L., fille, 23 ans. Entrée le 25 juillet au 7e jour.

Sortie guérie le 5 septembre. Taches rosées à l'entrée. Fièvre typhoïde à forme abdominale. Epistaxis fréquentes pendant le troisième septenaire et le commencement du quatrième.

47. — M..., M., femme, 22 ans, Entrée le 27 juillet au 8e jour. Sortie guérie le 10 octobre. Taches rosées à l'entrée. Fièvre typhoïde à forme nerveuse prolongée. Phlébite de la jambe gauche.

48. — S..., J., homme, 14 ans. Entré le 28 juillet au 3e jour. Sorti guéri le 1er septembre. Taches rosées au 8e jour. Fièvre typhoïde à forme abdominale. Epistaxis très abondantes pendant le premier septenaire ayant nécessité le tamponnement des fosses nasales.

49. — B..., J., homme, 34 ans. Entré le 28 juillet au 5e jour. Sorti guéri le 27 août. Taches rosées au 8e jour. Fièvre typhoïde à forme ataxique. Délire violent. Tremblement des lèvres, de la langue et des mains.

50. — S..., H., Homme, 14 ans. Entré le 29 juillet au 22e jour. Sorti guéri le 1er septembre. Taches rosées à l'entrée. Fièvre typhoïde à forme adynamique. Somnoleuce invincible.

51. — B..., C., homme, 23 ans. Entré le 1er août au 9e jour. Sorti guéri le 12 septembre. Taches rosées à l'entrée. Fièvre typhoïde ataxo-adynamique. Epistaxis répétées. Hémorrhagies intestinales aux 14e et 16e jours.

52. — Th..., M., femme, 22 ans. Entrée le 30 juillet au 36e jour. Décédée le 13 octobre. Fièvre typhoïde ataxo-dynamique. Délire violent. Carphologie, soubresauts des tendons. Albuminerie très marquée. Phlébite de la jambe droite au 46e jour. Eschare au sacrum. Tuberculose pulmonaire consécutive à marche rapide dont on note les premiers signes stéthoscopiques le 15 septembre. Cette malade était accouchée à Beaujon le 16 juin. A l'autopsie, cicatrisation des ulcérations de l'intestin, tuberculose miliaire généralisée aux deux poumons.

53. — P..., M., femme, 52 ans. Entrée à l'hôpital le 3 août au 15e jour. Sortie guérie le 15 septembre. Taches rosées l'entrée. Fièvre typhoïde à forme abdominale.

54. — L..., M., fille, 12 ans. Entrée le 8 août au 6e jour. Sortie guérie le 13 septembre. Taches rosées le 8e jour. Fièvre typhoïde à forme gastro-abdominale.

55. — B..., M., femme, 46 ans. Entrée le 13 août au 10e jour. Sortie guérie le 18 septembre. Taches rosées à l'entrée. Fièvre typhoïde à forme abdominale. Diarrhée extrêmement abondante.

56. — L..., J., homme, 31 ans. Entré le 15 août au 21e jour. Sorti guéri le 6 octobre. Taches rosées très abondantes à l'entrée. Fièvre typhoïde ataxo-adynamique. Délire violent, agressif; dicrotisme très marqué. Eschares au sacrum. Eruption furonculeuse des fesses.

57. — C..., J., femme, 23 ans. Entrée le 15 août au 8e jour. Sortie guérie le 8 septembre. Eruption abondante de taches rosées à l'entrée. Fièvre typhoïde à forme abdominale. Défervescence remarquable par sa régularité.

58. — C..., D., homme, 28 ans. Entré le 16 août au 5e jour. Sorti guéri le 26 septembre. Taches rosées abondantes au 8e jour. Fièvre typhoïde à forme abdominale. Bronchite intense au 15e jour.

59. — B..., G., fille, 20 ans. Entrée le 20 août au 7e jour. Sortie guérie le 13 octobre. Taches rosées à l'entrée. Fièvre typhoïde à forme ataxo-adynamique. Incontinence d'urine.

60. — G..., H., fille, 15 ans. Entrée le 22 août au 4e jour. Sortie guérie le 24 novembre. Taches rosées au 8e jour. Fièvre typhoïde à forme thoraco-abdominale. — Bronchite généralisée, broncho-pneumonie du lobe inférieur droit au 13e jour.

61. — G..., A., homme, 20 ans. Entré le 29 août au 6e jour.

Sorti guéri le 6 octobre. Taches rosées au 7e jour. Fièvre typhoïde à forme abdominale.

62. — D..., A., homme, 23 ans. Entré le 3 septembre au 6e jour. Sorti guéri le 20 octobre. Taches rosées au 8e jour. Fièvre typhoïde à forme adynamique.

63. — L..., M., fille, 21 ans. Entrée le 7 septembre au 3e jour. Décédée le 21 septembre. Taches rosées au 7e jour. Fièvre typhoïde adynamique. Météorisme considérable. Incontinence d'urine et des matières. Carphologie. Soubresauts des tendons. Epistaxis répétées. Hémorrhagie intestinale grave au 16 jour. Péritonite par perforation. Eschares au sacrum.

64. — P..., C., femme, 30 ans. Entrée le 13 septembre au 11e jour. Sortie guérie le 20 octobre. Taches rosées à l'entrée. Fièvre typhoïde à forme gastro-abdominale. Vomissements d'apparence bilieuse. Albuminurie.

65. — D..., M., fille, 20 ans. Entrée le 13 septembre au 10e jour. Sortie guérie le 17 octobre. Taches rosées à l'entrée. Fièvre typhoïde à forme nerveuse. Oppression intense sans râles dans la poitrine, ni albumine dans l'urine.

66. — C..., E., homme, 29 ans. Entré le 22 septembre au 6e jour. Sorti guéri le 17 novembre. Taches rosées au 8e jour. Fièvre typhoïde à forme abdominale.

67. — L..., A., fille, 14 ans. Entrée le 26 août au 14e jour. Sortie guérie le 26 novembre. Taches rosées à l'entrée. Fièvre typhoïde à forme adynamique. Prostration marquée. Carphologie. Albumine dans les urines.

68. — S..., G., homme, 17 ans. Entré le 28 septembre au 7e jour. Sorti guéri le 10 décembre. Taches rosées au 8e jour. Fièvre typhoïde à forme thoracique. Broncho-pneumonie du tiers moyen à gauche. Rechute le 22 octobre au 32e jour d'une durée de deux septenaires.

69. — M..., A., homme, 26 ans. Entré le 4 octobre au 6e jour. Sorti guéri le 10 novembre. Taches rosées au 7e jour. Fièvre typhoïde à forme abdominale.

70. — M..., S., fille, 25 ans. Entrée le 3 octobre au 18e jour. Sortie guérie le 5 novembre. Taches rosées constatées à l'entrée. Fièvre typhoïdé à forme thoracique.

71. — D..., Léontine, fille, 21 ans. Entrée le 26 octobre au 12e jour. Sortie guérie le 29 décembre. Taches rosées à l'entrée. Fièvre typhoïde à forme adynamique. Dicrotisme accusé. Soubresauts des tendons. Incontinence d'urine. Carphologie.

72. — G..., F., homme, 21 ans. Entré le 31 octobre au 3e jour. Sorti guéri le 2 janvier 90. Taches rosées au 7e jour. Fièvre typhoïde à forme ataxo-adynamique. Rétention d'urine au 10e jour.

73. — C... G., fille, 16 ans. Entrée le 16 novembre au 4e jour. Décédée le 27 décembre. Taches rosées au 9e jour. Fièvre typhoïde à complications pulmonaires d'emblée. Bronchite généralisée. Pneumonie double.

74. — M..., P., fille, 11 ans. Entrée le 17 novembre au 4e jour. Sortie guérie le 12 janvier 1890. Taches rosées au 8e jour. Fièvre typhoïde à forme abdominale. Rechute au 30e jour d'une durée de deux septenaires.

75. — Le C..., Ph., fille, 19 ans. Entrée le 22 novembre au 8e jour. Sortie guérie le 16 janvier 1890. Taches rosées à l'entrée. Fièvre typhoïde à forme gastro-abdominale.

76. — H..., A., homme, 26 ans. Entré le 26 novembre au 8 jour. Sorti guéri le 24 décembre. Taches rosées à l'entrée. Fièvre typhoïde à forme ataxo-adynamique.

77. — G..., M., fille, 18 ans. Entrée le 27 novembre au 4e jour. Sortie guérie le 12 janvier 1890. Taches rosées au 8e jour.

Fièvre typhoïde à forme inflammatoire. Glossite. Angine. Rechute au 17e jour d'une durée de trois septenaires.

78. — D..., Bl., fille, 11 ans. Entrée le 1er décembre au 4e jour. Sortie guérie le 12 janvier 1890. Taches rosées au 7e jour. Fièvre typhoïde à forme gastrique. Vomissements bilieux. Tendance à la constipation.

79. — S..., O., fille, 19 ans. Entrée le 2 décembre au 1er jour. Sortie guérie le 6 mars 1890. Taches rosées au 8e jour. Fièvre typhoïde à forme ataxo-adynamique. Broncho-pneumonie du tiers inférieur droit au 16e jour.

80. — K..., M., fille, 20 ans. Entrée le 2 décembre au 5e jour. Sortie guérie le 8 avril 1890. Taches rosées au 7e jour. Fièvre typhoïde à forme ataxo-adynamique prolongée. Bronchite généralisée au 12e jour. Hémorrhagies intestinales au 16e et au 39e jour. Eschare au sacrum.

81. — J..., A., femme, 33 ans. Entrée le 5 février 1890, au 12e jour. Sortie guérie le 30 mars. Taches rosées à l'entrée. Fièvre typhoïde à forme thoracique. Bronchite généralisée.

82. — M..., D., fille, 10 ans. Entrée le 8 février, au 9e jour. Sortie guérie le 3 avril. Taches rosées à l'entrée. Fièvre typhoïde à forme abdominale. Diarrhée abondante et fétide pendant tout le second septenaire.

83. — F..., H., homme, 10 ans. Entré le 9 février, au 9e jour. Sorti guéri le 9 mars. Taches rosées à l'entrée. Fièvre typhoïde ataxo-adynamique légère. Insomnie. Subdélirium. Défervescence régulière.

84. — B..., T., homme, 27 ans. Entré le 13 février, au 13e jour. Décédé le 24 février. Taches rosées à l'entrée. Eruption abondante. Fièvre typhoïde à forme adynamique grave. Météorisme considérable. Douleurs excessives du côté de l'abdomen. Vomissements verts. Décès par perforation intestinale au 21e jour.

85. — G..., C., fille. Entrée le 11 mars, au 13e jour. Sortie guérie le 7 avril. Taches rosées à l'entrée. Fièvre typhoïde légère. Défervescence régulière. Tendance à la constipation.

86. — B..., E., homme, 28 ans. Entré le 27 mars, au 2e jour. Sorti guéri le 8 mai. Taches rosées au 8e jour. Fièvre typhoïde à forme thoracique. Bronchite intense et généralisée dès le début. Expectoration sanguinolente.

87. — D..., E., homme, 42 ans. Entré le 9 avril, au 11e jour. Sorti guéri le 15 mai. Taches rosées à l'entrée. Fièvre typhoïde à forme adynamique. Soubresauts des tendons. Dicrotisme. Albuminurie. Météorisme. Incontinence de l'urine et des matières.

88. — L..., F., femme, 33 ans. Entrée le 20 avril, au 7e jour. Sortie guérie le 25 mai. Taches rosées au 8e jour. Fièvre typhoïde à forme thoracique. Bronchite généralisée.

89. — S..., L., femme, 26 ans. Entrée le 28 avril, au 2e jour. Sortie guérie le 18 mai. Taches rosées au 9e jour. Fièvre typhoïde à forme gastro-abdominable. Défervescence régulière.

90. — M..., L., fille, 17 ans. Entrée le 2 mai, au 3e jour. Sortie guérie le 7 août. Taches rosées au 10e jour. Fièvre typhoïde à forme gastro-abdominale. Vomissements d'apparence bilieuse. Haleine et diarrhée fétides. Douleurs de ventre. Albuminurie. Angine.

91. — B..., E., homme, 16 ans. Entrée le 25 mai, au 7e jour. Sorti guéri le 10 août. Taches rosées à l'entrée. Eruption abondante. Fièvre typhoïde à forme ataxo-adynamique. Dicrotisme accusé. Délire violent. Bronchite intense.

92. — D..., A., femme, 32 ans. Entrée le 5 juin, au 11e jour. Sortie guérie le 20 juillet. Taches rosées à l'entrée. Fièvre typhoïde ataxo-adynamique. Subdélirium. Carphologie. Soubresauts des tendons. Bronchite généralisée avec foyer de pneumonie au niveau du lobe inférieur gauche au 24e jour.

93. — R..., L., homme. Entré le 6 juin, au 6e jour. Sorti guéri le 6 juillet. Taches rosées au 8e jour. Fièvre typhoïde à forme abdominale. Diarrhée abondante, noirâtre, fétide. Défervescence régulière à dater du 16e jour.

94. — D..., C., homme, 29 ans. Entré le 11 juin, au 8e jour. Décédé le 15 juin. Taches rosées à l'entrée. Eruption très abondante. Fièvre typhoïde à forme adynamique. Météorisme considérable. Dicrotisme et faiblesse du pouls. Incontinence de l'urine et des matières. Eschare au sacrum. Péritonite par perforation.

95. — Q..., J., fille, 13 ans. Entrée le 13 juin, au 16e jour. Sortie guérie le 22 août. Taches rosées à l'entrée. Fièvre typhoïde à forme ataxo-adynamique. Abattement le jour, délire dans la nuit; tremblement marqué des lèvres et des mains. Bronchite intense. Eschare au sacrum. Eruption furonculeuse sur les fesses.

96. — L..., J., homme, 31 ans. Entré le 18 juin, au 8e jour. Sorti guéri le 20 juillet. Taches rosées à l'entrée. Eruption assez abondante. Fièvre typhoïde à forme abdominale. Diarrhée fétide.

97. — R..., A., fille, 13 ans. Entrée le 19 juin, au 3e jour. Sortie guérie le 4 août. Taches rosées au 9e jour. Fièvre typhoïde à forme adynamique. Hébétude et abattement, marmottage, plaintes ininterrompues. Bronchite intense au 20e jour. Eruption furonculeuse du cuir chevelu.

98. — B..., A., femme, 33 ans. Entrée le 19 juin, au 4e jour. Décédée le 8 juillet. Taches rosées au 9e jour. Eruption abondante surtout sur le tronc et les épaules. Fièvre typhoïde à forme abdominale. Fausse couche de deux mois et demi environ au 18 jour. Bronchite généralisée ; pneumonie.

99. — M..., L., fille, 17 ans. Entrée le 20 juin, au 6e jour. Sortie guérie le 5 août. Taches rosées au 8e jour. Fièvre typhoïde à forme abdominale.

100. — P..., C., femme, 33 ans. Entrée le 23 juin, au 12e jour. Sortie guérie le 1er septembre. Taches rosées à l'entrée. Fièvre typhoïde à forme gastro-abdominale. Vomissements bilieux. Angine. Broncho-pneumonie du lobe inférieur droit.

101. — R..., L., homme, 7 ans. Entré le 26 juin au 5e jour. Sorti guéri le 27 juillet. Taches rosées au 8e jour. Fièvre typhoïde à forme abdominale.

102. — D..., F., homme, 18 ans. Entré le 2 juillet au 6e jour. Sorti guéri le 20 juillet. Taches rosées au 9e jour. Fièvre typhoïde à tendance adynamique. Epistaxis répétées et abondantes pendant le deuxième septenaire.

103. — G..., A., homme, 20 ans. Entré le 3 juillet au 5e jour. Sorti guéri le 20 septembre. Taches rosées au 8e jour. Fièvre typhoïde à forme ataxo-adynamique. Délire violent. Rétention d'urine. Ostéo-périostite du tibia gauche.

104. — B..., A., homme, 10 ans. Entré le 11 juillet au 9e jour. Sorti guéri le 17 août. Taches rosées à l'entrée. Fièvre typhoïde à forme gastro-abdominale. Bronchite généralisée au 18e jour.

105. — D..., P., homme, 23 ans. Entré le 24 juillet au 8e jour. Sorti guéri le 30 septembre. Taches rosées au 9e jour. Eruption très abondante. Fièvre typhoïde à forme adynamique. Hémorrhagies intestinales aux 28e, 29e et 30e jours.

106. — R..., B., fille, 10 ans. Entrée le 4 septembre au 9e jour. En traitement actuellement. Taches rosées à l'entrée. Fièvre typhoïde à forme ataxo-adynamique. Incontinence de l'urine et des matières. Eschares énormes du sacrum, des deux régions trochantériennes ; à gauche, l'eschare met à nu le fémur.

107. — T..., M., femme, 31 ans. Entrée le 5 septembre au 6e jour. Sortie guérie le 7 octobre. Taches rosées au 8e jour. Fièvre typhoïde à forme inflammatoire. Angine. Amygdalite.

108. R..., E., fille. Entrée le 10 septembre au 17e jour. Sortie guérie le 2 novembre. Taches rosées à l'entrée. Fièvre typhoïde à forme abdominale. Epistaxis. Défervescence au 28e jour. Rechute au 28e jour d'une durée de deux septenaires.

109. — P..., M., fille, 16 ans. Entrée le 29 septembre au 4e jour. Sortie guérie le 9 novembre. Taches rosées le 7e jour. Fièvre typhoïde à forme ataxo-adynamique. Agitation. Carphologie. Dicrotisme accusé. Bronchite avec point de pneumonie du lobe inférieur droit au 18e jour.

110. — F..., E., homme, 35 ans. Entré le 1er octobre au 8e jour. Sorti guéri le 19 octobre. Taches rosées à l'entrée. Fièvre typhoïde à forme gastro-abdominale. — Défervescence régulière à dater du 15e jour.

111. — B..., A., homme, 29 ans. Entré le 2 octobre au 5e jour. Sorti guéri le 25 octobre. Taches rosées au 7e jour. Fièvre typhoïde à forme gastrique. Vomissements. Langue blanchâtre, épaisse. Tendance à la constipation.

112. — L..., J.-B., homme, 29 ans. Entré le 20 octobre au 16e jour. Sorti guéri le 9 novembre. Taches roses à l'entrée. Fièvre typhoïde à forme adynamique. Prostration accusée. Météorisme très marqué. Selles couleur goudron. Albumine. Carphologie. Soubresauts des tendons.

113. — H..., C., femme, 32 ans. Entrée le 2 octobre au 11e jour. Sortie guérie le 9 novembre. Taches rosées à l'entrée. Fièvre typhoïde à tendance adynamique. Diarrhée fétide. Epistaxis.

114. — J..., L., femme, 35 ans. Entrée le 5 octobre au 8e jour. Sortie guérie le 9 novembre. Taches rosées à l'entrée. Fièvre typhoïde à forme abdominale. Météorisme. Diarrhée abondante. Subdélirium.

115. — D..., F., homme, 43 ans. Entré le 9 octobre au 8e jour. Actuellement en convalescence. Taches rosées à l'en-

trée. Fièvre typhoïde à forme ataxo-adynamique. Diarrhée très abondante et fétide. Epistaxis répétées. Agitation et délire. Eschare au sacrum. Défervescence au 29e jour.

116. — P..., J., homme, 23 ans. Entré le 28 octobre au 6e jour. En convalescence actuellement. Taches rosées au 7e jour. Fièvre typhoïde à forme thoracique. Toux quinteuse. Expectoration sanguinolente. Nombreux râles de bronchite. Défervescence au 23e jour.

117. — L..., G., Homme 27 ans. Entré le 2 novembre au 7e jour. En convalescence. Taches rosées à l'entrée. Fièvre typhoïde alaxo-adynamique. Fuliginosités très abondantes de la langue et des lèvres. Tremblement des mains, de la langue et des lèvres. Défervescence au 21e jour.

118. — M..., A., homme 16 ans. Entre le 4 novembre au 5e jour. En traitement. Taches rosées au 8e jour. Fièvre typhoïde à forme ataxo-adynamique. Délire d'action, la nuit, prostration le jour. Angine et pharyngite. Diarrhée fétide. Enduit jaunâtre très adhérent des lèvres, des dents, de la langue.

119. — B..., B., fille 12 ans. Entrée le 6 novembre pour une rechûte de fièvre typhoïde. A été soignée aux Enfants. Etat cachectique prononcé. Purpura symétrique de la partie supérieure du thorax, des membres supérieurs et inférieurs.

Toutes les observations qui précèdent sont celles des malades qui ont été traités à l'hôpital de Levallois-Perret depuis le 5 mars 1888 jusqu'au 10 novembre 1890.

Le diagnostic de fièvre typhoïde a été établi d'après l'allure de la fièvre et l'apparition des taches rosées lenticulaires, par mon maître, le Dr Lancereaux lui-même.

Les autres observations prises par mon prédécesseur, le Dr Durand, présentent le même caractère de certitude de diagnostic, mais je n'ai pas jugé utile de les publier, voulant avant tout faire un travail personnel.

C'est donc un total de 119 typhiques que j'ai eu l'occasion de suivre. Sur ce nombre, six sont morts, et parmi les causes de décès nous relevons les suivantes :

— Une jeune fille de 17 ans (obs. 3) amenée à l'hôpital au septième jour de son mal dans un état de collapsus très accentué et présentant des phénomènes de péritonite, morte après deux jours pleins de séjour à l'hôpital.

— Une jeune fille de 21 ans (obs. 63), robuste, qui entrée au 3e jour de son mal a succombé à une péritonite par perforation probable après avoir eu une hémorrhagie intestinale grave au 16e jour.

— Une autre jeune fille de 16 ans (obs. 73), qui a succombé a une pneumonie double au 45e jour de sa maladie.

— Un homme de 27 ans (obs. IV), amené à l'hôpital au 10e jour de la maladie dans un état d'adynamie profonde et qui a succombé au 21e jour à une perforation intestinale.

— Un homme de 29 ans entré le 11 juin 1889 (obs. 94), mort le 15 juin avec des phénomènes de péritonite due à une perforation.

— Une femme de 33 ans (obs. 98), qui au 18e jour d'une fièvre typhoïde grave fait une fausse couche de deux mois et succombe le 22e jour à une pneumonie.

— Deux autres décès sont notés encore pour l'année 1889 mais il nous a paru équitable de ne pas les porter à l'actif des morts dues à la fièvre typhoïde. Il s'agit en effet de deux femmes, l'une de 25 ans (obs. 35), qui au cours d'une fièvre typhoïde ataxo-adynamique grave a présenté d'énormes et précoces eschares et qui a succombé dans le marasme ; l'autre, femme de 25 ans (obs.), entrée le 30 juillet, un mois et demi environ après avoir accouché à Beaujon et qui a succombé le 13 octobre à une tuberculose aiguë.

Lors de la soutenance de notre thèse une objection nous a été faite ; nous donnions en effet à la fin de notre statistique, cinq observations (115, 116, 117, 118, 119) de malades encore en traitement. Ces malades étaient-ils guéris, avaient-ils succombé, telle était la question que l'on nous posait. Nous sommes en mesure actuellement de répondre à cette objection ; des cinq malades dont il s'agit, quatre sont sortis guéris et la date de leur sortie respective est notée à l'observation; quant à la cinquième malade qui est l'enfant dont l'observation est relatée (obs. X), elle est toujours en traitement pour les plaies considérables auxquelles a donné lieu la chute des eschares qu'elle présentait. Ces plaies sont à l'heure présente en bonne voie de cicatrisation, et il nous est permis de dire que cette malade est bien réellement guérie de sa fièvre typhoïde.

CONCLUSIONS.

1° L'entente n'est pas encore faite à l'heure actuelle sur la valeur respective des diverses méthodes thérapeutiques mises en œuvre dans le traitement de la fièvre typhoïde

2° Le traitement de la fièvre typhoïde par la méthode des indications donne des résultats dignes de fixer l'attention des médecins ;

3° Cette méthode est du reste conforme à la logique des faits et aux préceptes de la véritable thérapeutique, qui, suivant jour par jour les progrès du mal et prévoyant les complications possibles, y porte remède dans la mesure des ressources dont l'art dispose ;

4° La multiplicité des agents thérapeutiques, dont on a voulu faire des spécifiques de la fièvre typhoïde, est une preuve que le spécifique de cette maladie n'est pas encore trouvé ;

5° L'emploi de toutes les ressources dont l'hygiène dispose, la mise en action des soins dévoués et éclairés que commande l'humanité, acquièrent dans le traitement de la fièvre typhoïde une importance capitale.

INDEX BIBLIOGRAPHIQUE

AMAT (C.). — Du camphre phéniqué dans le trait. de la fièvre thyphoïde à forme ataxique. (Bull. gén. de Thérap., Paris, 1882.)

ARMAINGAUD. — Action rapidement favorable de l'hydroth. (draps mouillés) dans un cas de f. typh. avec temp. hypertherm. de 41° et pneum. du sommet.) J. de méd.-Bordeaux, 79-80, t. IX, p. 194-200.)

BARTH. — H. de f. de morue employée en frictions sur l'abdomen, dans le trait. de la f. typh. (Gaz. méd. Strasbourg, 1861, t. XXI, p. 135.)

BELL (B.) Eucalyp. globulus, its use in typh. fever (Edimbourg M. J., 1881-83, t. XXVII, p. 149.)

BELLENTANI (A.).— Trait. de la f. typh. par le chlorate de potasse. (Gaz. hôp., Paris, 1857, t. XXX, p. 437.)

BILLIARD. — Trait. abort. de la f. typh. par l'emploi du seigle ergoté. (Rapp. de Barth.) (Bull. acad. de méd.; Paris, 1870, t. XXXV, p. 845-849.)

BONDET. — De l'emploi du nitrate d'argent dans le trait. de la fièvre typhoïde. (Gaz. méd. de Paris, 1836, 2e s. t., IV, p. 812.)

BOUCHARD — Leçons sur les auto-intoxications, 8°, Paris.

BROUSSAIS (C.-A.-M.). — Lettre à M. le baron Michel sur l'emploi du tartre stibié à hautes doses dans les fièvres pernicieuses et l'affection typhoïde, 8°, Paris, 1842. (Bull. et Mém. Soc. méd. Paris.)

BURQ (V.).— Du trait. de la fièvre typhoïde par le sulfate de cuivrè (Gaz. des hôp., Paris, 1880, p. 191.)

CAUSSIDOU. — Trait. de la fièvre typhoïde par le saliclyl. de soude. (Gaz. méd. de l'Algérie, Alger, 1881, t. XXVI, p. 84.)

CHANTEMESSE. — De l'emploi de l'ac. phénique dans le trait. de la fièvre typhoïde. (Thér. contemp., Paris, 81, t. I, p. 545-548.)

CHAPELLE (A.). — De l'empl. du goudron dans le trait. de l'état typhoïde et de la fièvre typhoïde. (Union méd., Paris, 1885, t. IX, p. 409-414-426-430.)

— Du goudron comme agent le plus efficace contre la fièvre et l'état typhoïdes. (Rev. de thérap. méd., Chir., Paris, 1885, t. IV p. 9.)

DESPLATS. — Acide phénique et bains froids. (Soc. des Sc. méd. de Lille, 1881, t. III, 361, p. 367.

— Trait. de la fièvre typhoïde par l'acide phénique. (Soc. des Sc méd. de Lille, 1882, t. IV, p. 651-665.)

DUBOUÉ. — Nouveau trait. de la fièvre typhoïde par le seigle ergoté. (Assoc. franc. p. l'avanc. des Sciences. Compte rendu, 1876, Paris, 1877, t. V., p. 800.)

— Note sur le trait. de la fièvre typhoïde par le seigle ergoté. (Bull. ac. de méd., Paris; 1882, 2e s., t. XI, p. 1000-1018.

DUMOULY. — Thèse, Paris, 1880.

FÉRÉOL. — Sur le trait. de la fièvre typhoïde par les bains froids. (Bull. et mem. Soc. Méd. des hôp. de Paris, 1876, 2e s. t. XXIII. p. 368-382.)

FERRAND (A.). — Note relative aux résult. de la Stat. appliquée au trait. des fièvres typhoïdes. (Bull. et Mém. Soc. méd. des hôp. de Paris. 1875, 2e s., t. XI, p. 285-288.)

GLÉNARD (F.). — Du trait. spécifique de la fièvre typhoïde par la méth. de Brand. (Lyon méd. 1873, t. XXIV, p. 73-92.)

— Du trait. de la fièvre typhoïde par les bains froids à Lyon. Mém. et compt. rend. (Soc. des Sc. méd. de Lyon, 1873-1874, t. XIII, p. 194-247.)

— De la valeur antipyrétique de l'acide phénique dans le trait. de de la fièvre typhoïde.

— Acide phénique ou bains froids. (Lyon méd., 1881, t. XXXVI, p. 367-416-445-489.)

— Trait. de la fièvre typhoïde à Lyon, en 1883. (Gaz. hebd. de méd. Paris, 1883, 2e s., t. XX, p. 23.)

GRILLIÈRE. — Thèse, Paris, p. 84.

GUICHARD. — Du trait. de la fièvre typhoïde par le seigle ergoté (Concours méd., Paris, 1882, t. IV. p. 519-521.

HALLOPEAU (H.). — Du traitement de la fièvre typhoïde par le calomel, le salicylate de soude, et le sulfate de quinine. (Union méd., Paris, 1881, 3e s., t. XXXI, p. 97-133-217-302-385-469-935.)

— et in (Bull. et Mém. Sc. méd. des hôp., Paris, 1880-81, 2e s. t. XXII, p. 2-55-84.)

HIRTZ. — Du calomel dans la fièvre typhoïde. (Gaz. méd., Strasbourg, 1854, t. XIV, p. 118-126.)

HIRTZ (H.). — De l'indic. de la digitale dans la fièvre typhoïde (Bull. gén. de thérap., Paris, 1869, t. lXXVII, p. 223-228.)

HUCHARD (H.). — De la fièvre et des bains froids. (Union méd., 1874, 3e s., t. XVIII, p. 533-569-595-605-779-824.)

— Journal de médecine et de chirurgie, t. LXI, août 90. 8 cahiers, p. 376-377-378-379.)

MERKLEN (P.). — Des indic. thérap. dans la fièvre typhoïde. (Gaz. hebd. de méd., Paris, 1882, 2e s., t. XIX, p. 848-1884. — 2e s. t. XX, p. 2.

PECHOLIER (G.). — Recherches expériment. sur le trait. de la fièvre typhoïde, par la créosote. (Gaz. des hôp., Paris, 1867. t. XIII, p. 146.)

— Sur l'indicat. du trait. de la fièvre typhoïde par la créosote ou l'acide phénique et les affusions d'eau froide. (Montpellier méd., 1874, t. XXXIII, p. 36-66.)

— Sur le trait. antizymotrique de la fièvre typhoïde (Gaz. méd., Paris, 1882, 2e s., XIX, p. 752.)

PETER (M.).— Réflex. critiques sur l'emploi des bains froids dans le trait. de la fièvre typhoïde (Bull. gén. de méd. et de thérap., Paris, 1877, t. XXII, p. 202-241-289.)

ROUSSEAU. — Thèse de Paris, 1883. p. 92.

SÉE (G.). — Trait. de la fièvre typhoïde. (Bull. acad. de méd., Paris, 1883. 2e s., t. XII, p. 22-51-89-131.)

SIREDEY. — Trait. de la fièvre typhoïde. (Soc. de méd. et chir. prat. Paris, 1874, t. XIV, p. 392-394)

— Trait. de la fièvre typhoïde, bains froids; toniques; formules diverses. (Soc. de méd. et chr. prat. Paris, 1876, t. XVII, p. 488-491.)

— Emploi du seigle ergoté dans la fièvre typhoïde. (Soc. de méd. et chir. prat., Paris, 1878, t. XIX. p. 62.)

SOVET. — De la puissance des moyens hygiéniques dans le trat. de la fièvre typhoïde. (Bull. acad. roy. de méd. de Belgique. Bruxelles, 1870, 35e s. t. IV, p. 7-44.)

VULPIAN (A.).— Sur des essais de trait. de la fièvre typhoïde au moyen du salicylate de bismuth. (Soc. de pharm. et chim., Paris, 1882, 5e s., t. V, p. 389-469.)

— Sur le trait. de la fièvre typhoïde par l'acide salicylique. (Soc. de pharm. et chim., Paris, 1882, t. VI, p. 256.)

Paris. — Typ. A. DAVY, 52, rue Madame. — *Téléphone.*

www.ingramcontent.com/pod-product-compliance
Ingram Content Group UK Ltd.
Pitfield, Milton Keynes, MK11 3LW, UK
UKHW021202220726
13924UKWH00003B/1274

9 782019 240523